U0897064

一针疗法 独穴解痛

刘乃刚 主编

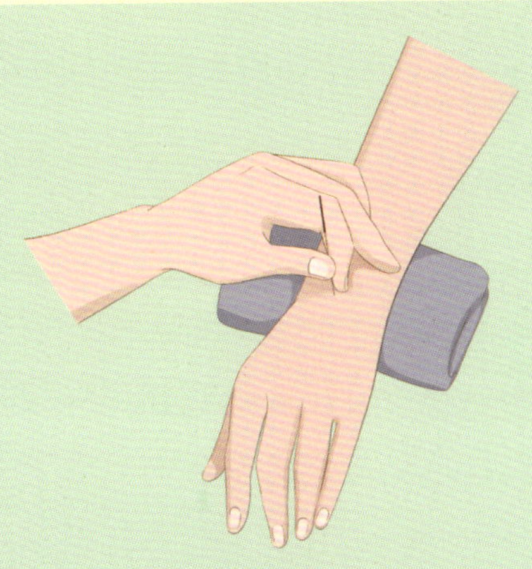

江苏凤凰科学技术出版社 · 南京

图书在版编目(CIP)数据

一针疗法 独穴解痛 / 刘乃刚主编 . — 南京 : 江苏凤凰科学技术出版社 , 2025. 9. — ISBN 978-7-5713-5308-7

Ⅰ. R245

中国国家版本馆 CIP 数据核字第 2025NL6305 号

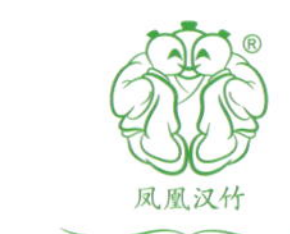

中国健康生活图书实力品牌

一针疗法 独穴解痛

主　　编	刘乃刚
全书设计	汉　竹
责任编辑	刘玉锋　赵　呈
特邀编辑	张　瑜　郭　搏
责任设计	蒋佳佳
责任校对	罗章莉
责任监制	刘文洋
出版发行	江苏凤凰科学技术出版社
出版社地址	南京市湖南路1号A楼，邮编：210009
出版社网址	http://www.pspress.cn
印　　刷	南京新世纪联盟印务有限公司
开　　本	787 mm × 1 092 mm　1/32
印　　张	4.5
插　　页	4
字　　数	100 000
版　　次	2025年9月第1版
印　　次	2025年9月第1次印刷
标准书号	ISBN 978-7-5713-5308-7
定　　价	29.80元

导读

一针疗法，顾名思义，就是通过单一穴位和单一针刺的方式，达到治疗疾病的目的。这种疗法避免了复杂的针灸过程，以独取一穴治一病为特色，急症、痛症发作时可快速起效。

本书一穴一图，取穴方便、操作简单，针对不同痛症、急症，给出相应的特效穴和经验效穴，有助于快速改善不适症状。除了针刺疗法，本书还提供了其他中医传统疗法，以及相应的配伍穴位，旨在帮助患者选用更好的保健方法，此外，本书还附赠取穴视频，帮助初学者轻松找准穴位。

特别提示：本书针灸疗法需在专业医生指导下进行，切勿盲目自行操作，以免发生危险。另外，本书涉及到的拔罐和艾灸疗法实际操作时均不隔衣，图片仅为示意。

副主编：李希贤　闫维超　张小娜

编　委：车依檀　邸富荣　黄少毅　林配永　刘　畅

马中华　王美琴　吴慧琴　张秀云

目录

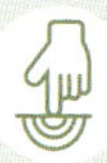

第一章 快速显效的一针疗法

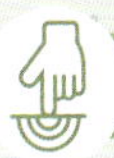

第二章 一针一穴，应急解痛

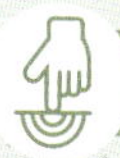

第三章 一针疗法，缓解周身疼痛不适

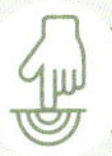

第四章 一针疗法，缓解小病小痛

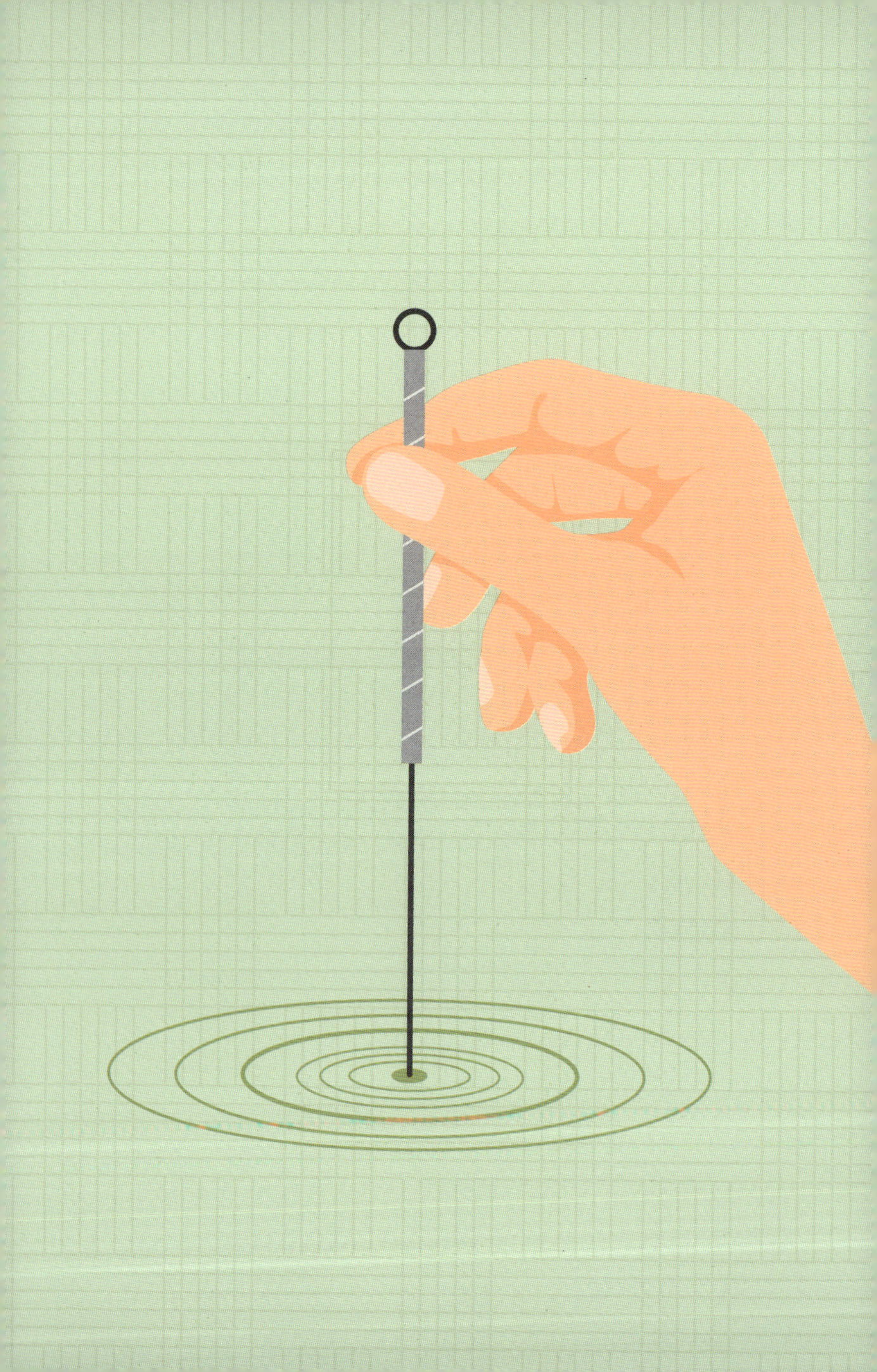

第一章

快速显效的一针疗法

古语有云:“夫善用针者,取其疾也,犹拔刺也,犹雪污也，犹解结也，犹决闭也。” 由此可见，针刺疗法的功效较捷，及时施行可挽救垂危之人。一针疗法是中医传统针灸的精髓，以中医多重理论为基础，结合临床实践，针对临床病症，只刺一针，便可迅速缓解，甚至消除症状。

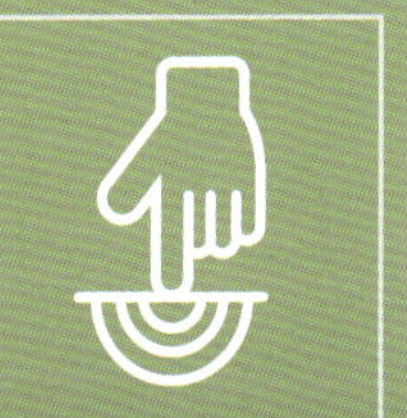

一针疗法的优势

一针疗法是一种传统的中医治疗技术，相对于其他中医传统疗法，具有取穴少、显效快，器具简单、操作方便，适应证广等显著优势。

取穴少、显效快

一针疗法强调“一针一穴一病症”，即针对某一特定病症，仅选取一个关键的针刺点进行治疗。这种取穴方式相比传统针灸疗法中选取多个主穴和配穴的方式更为精简。通过精准选取与病症最为相关的针刺点，一针疗法能够集中力量作用于病灶，提高了治疗的针对性和有效性。由于一针疗法取穴精准，针刺点通常与病症密切相关，因此见效往往非常迅速。患者在接受治疗后，通常能够立即感受到症状有所缓解。

器具简单、操作方便

器具简单

一针疗法所使用的器具相对简单，主要包括针灸针、消毒棉球、酒精等。针灸针是治疗的核心工具，而消毒棉球和酒精则用于确保治疗过程的卫生安全。相比其他疗法中使用的复杂医疗器具，一针疗法的器具更加轻便、易于携带，适合在多种环境下进行治疗。

操作方便

1. 取穴精准：每种病症只选取关键的针刺点，极大地减少了操作上的复杂性。

2. 手法简单：针灸操作主要包括进针、行针和出针三个步骤。在一针疗法中，这些步骤被进一步简化，只需通过简单的手法即可完成治疗。例如，进针时可以采用快速刺入的方法，减少患者的疼痛和不适感；行针时则可以通过轻轻捻转或提插来刺激穴位，达到治疗效果。

3. 治疗时间短：由于取穴精准且手法简单，一针疗法的治疗时间通常较短。患者可以在短时间内完成治疗，无须长时间等待或忍受治疗过程中的不适。

适应证广

一针疗法通过选取特定的穴位进行针刺，以调节阴阳平衡、疏通经络、调和气血，从而达到缓解不适的目的。其适应证范围广泛，包括但不限于以下几类病症。

1. 疼痛性疾病：如头痛、颈肩腰腿痛、牙痛、痛经等，针刺相应的穴位，可以迅速缓解疼痛。

2. 神经系统疾病：如脑卒中后遗症、面瘫、三叉神经痛等，针灸疗法有助于促进神经功能的恢复。

3. 消化系统疾病：如胃痛、胃胀、消化不良等，针刺相关穴位，可以调和脾胃功能，改善消化系统症状。

4. 呼吸系统疾病：如感冒、咳嗽等，针灸疗法有助于宣肺止咳、疏风散寒。

5. 内分泌系统疾病：如糖尿病、肥胖症等，针灸疗法可调节内分泌功能，有助于改善相关症状。

一针疗法的取穴原则

一针疗法应根据患者的具体病情和体质，运用不同的取穴原则，以确保治疗效果的最大化。

天应取穴原则

天应取穴法是一种基于中医经络理论和穴位原理形成的针灸治疗方法，其核心在于通过刺激病痛部位或相关区域的敏感点（即天应穴）达到治疗效果。天应穴也被称为“阿是穴”或“不定穴”，是一类没有固定位置和名称的穴位。它们通常以压痛点、敏感反应点或病理反应点等形式出现，是机体疾病状况下的特殊反应点。

以痛为腧：在病痛部位或相关区域仔细寻找最敏感或反应最强烈的点，即天应穴，作为针刺的部位。

局部定位：天应穴通常位于病痛局部或邻近区域，因此取穴时应尽量靠近病痛处，以便直接作用于病痛区域，促进局部气血的流通和恢复。

灵活多变：由于天应穴的位置和名称不固定，因此取穴时应根据患者的具体情况和疾病类型进行灵活调整。通过触摸、按压等方式找到患者感觉最痛或最敏感的点，确定针刺的部位。

远近配穴原则

远近配穴是一种独特的配穴原则，它要求在病所局部、邻近处以及病变部位的远隔处选取相关的腧穴进行配伍。这种配穴方法将近部与远部的穴位相结合，旨在全面有效地调节身体的气血流通，从而达到治疗疾病的目的。远近配穴法的应用需要遵循一定的原则，如处方必须符合病情的需要，能够针对疾病的本质进行治疗；选穴应分清主次，突出主要穴位的作用，同时兼顾次要穴位的功能；选穴要简繁得当，避免过于烦琐和无的放矢的情况出现。

从阴引阳取穴原则

阴阳理论是中医基础理论的重要组成部分，中医认为人体是一个阴阳平衡的整体，人体阴阳失衡就会导致疾病的发生。从阴引阳法正是基于这一理论，通过针刺阴经的穴位，来治疗病理性质属阳的疾病。

从阴引阳法要求在治疗病理性质属阳的疾病时，选取阴经的穴位进行针刺。这是因为阴经的穴位与阳部的病变部位有一定的联系，通过针刺阴经穴位，可以引导阴经的气血流向阳部，从而调节阴阳平衡。

在针刺过程中，医生会根据患者的具体情况和疾病类型，选择合适的针刺手法。一般来说，针刺深度、角度和方向都会根据治疗需要进行调整。在针刺阴经穴位时，医生通常会采用深刺手法，以引导气血沉至对侧的阳部。

“上病下治，左病右治”原则

“上病下治，左病右治”源自《黄帝内经》，《黄帝内经》中明确记载：“气反者，病在上，取之下；病在下，取之上；病在中，傍取之。”该书还进一步指出：“病在上者下取之，病在下者高取之，病在头者取之足，病在腰者取之腘。”

“上病下治，左病右治”的原则，实际上是中医整体观念和平衡哲学的体现。中医强调人体是一个有机的整体，各个部分之间相互依存、相互制约。因此，在治疗疾病时，中医注重从整体出发，通过调理身体各部分的平衡关系，来达到治疗的目的。

人是有机整体，五脏六腑经脉血液贯通，循环往复，周流不殆。左边病了，很有可能根源在右边，但不是简单字面上所理解的左手病了治右手。

经脉就好比人体内的河流，五脏六腑、皮肤筋骨，都要通过经脉相连。某个局部病了，很有可能是与它相连的经脉的某个部分出问题了，这就造成了左病右治的外在体现，即病在经脉的左，根在经脉的右。

人体的四肢及躯干左右对称，并相互影响。十二经脉气血相互流通，其调理思路源于“阴中求阳，阳中引阴”的道理。

阴阳互生、互根，在一定条件下还相互转化。在人体中：上为阳，下为阴；左为阳，右为阴。所以才化生出了上下、左右病互治的疗法。

“上病下治”在于调和阴阳、平衡气机

“上病下治”是指对于上半身的疾病，中医有时可通过调理下半身的脏腑经络来达到治疗目的。这一原则的核心在于调和阴阳、平衡气机。中医认为，人体的上部（如心肺）与下部（如

肝肾）是相互关联、相互影响的。上部出现问题，往往与下部的脏腑功能失调有关。

“上病下治”的应用

牙痛时，针灸偏历穴，可起到镇静止痛、通经活络、清热解表等作用，从而缓解牙痛、上火和发热等症状。

“腰背委中求”，腰背疼痛时针灸或者按摩膝腘处，也就是膀胱经的委中穴，会得到很好的疗效。

“左病右治”在于平衡气血、调和经络

“左病右治”则是指对于身体左侧的疾病，中医有时会通过调理右侧的经络和脏腑来进行治疗。这一原理体现了中医对气血运行和经络平衡的深刻认识。

中医认为，人体的气血运行是一个循环往复的过程，左右两侧是相互联系、相互影响的。当左侧出现疾病时，可能是右侧气血运行不畅、经络阻塞所致。此时，中医会采用疏通经络、调和气血的方法，通过调理右侧的经络和脏腑功能，来促进左侧气血的畅通，达到治疗疾病的目的。

“左病右治”的应用

当左脚踝扭伤时，肿胀处不可针灸或按摩，否则会加重瘀血和肿痛，此时选取右脚相同的部位进行针灸，可以起到一定的止痛效果。同理，一条腿或一只脚疼痛麻木，可按揉另一条腿或另一只脚；一个膝盖冷痛，可针灸另一个膝盖。

其原理在于对一侧的经络和气血进行疏通调理时，另一侧对应的经络和气血也会产生协同调节作用，从而促进整体的恢复。

又快又准的取穴方法

对穴位进行刺激时，要想达到良好的预期效果，准确取穴是至关重要的。下面这几种常见的取穴方法，不仅方便易行，而且准确度高。

体表解剖标志定位法

体表解剖标志定位法是以体表解剖学的各种体表标志为依据来确定穴位，可分为固定标志和活动标志两种。

固定标志：指各部位由骨骼和肌肉所形成的突起、凹陷及五官轮廓、发际、指（趾）甲、乳头、脐窝等可作为取穴标志。如两眉间取印堂穴，两乳头间取膻中穴。

活动标志：指各部位的关节、肌腱、肌肉、皮肤在活动过程中出现的孔隙、凹陷、皱纹、尖端等可作为取穴标志。如屈肘时在肘横纹外侧端凹陷处取曲池穴，张口时在耳屏与颞下颌关节之间的凹陷处取听宫穴。

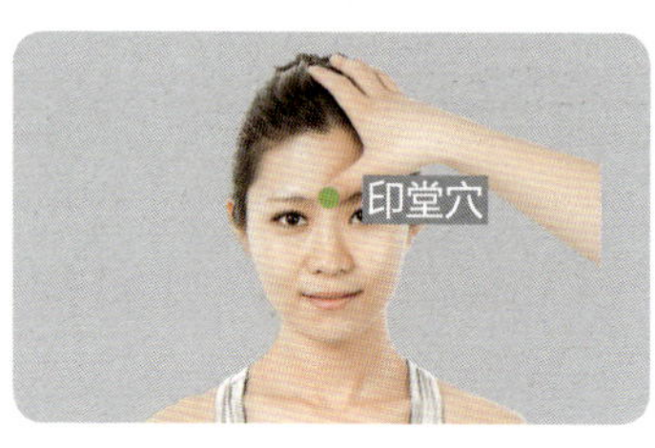

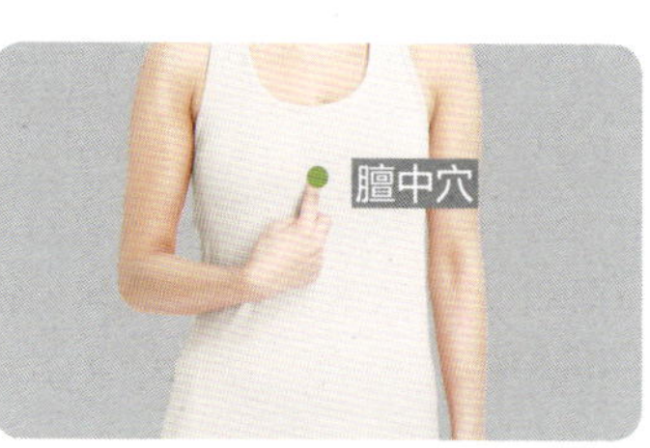

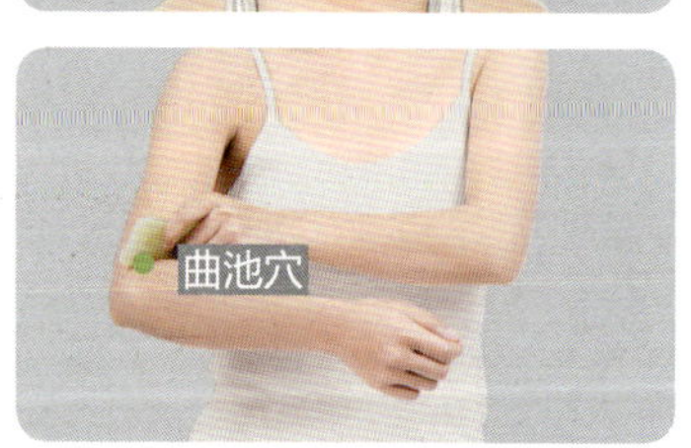

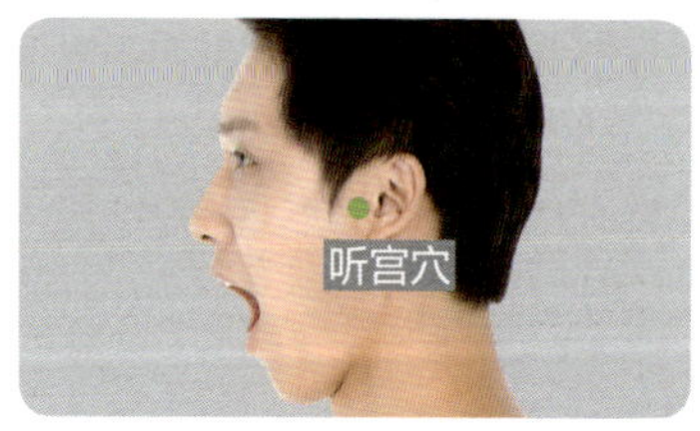

简便取穴法

简便取穴法是临床上常用的一种简便易行的取穴方法，虽然不适用于所有穴位，但是操作方法简单，容易记忆。

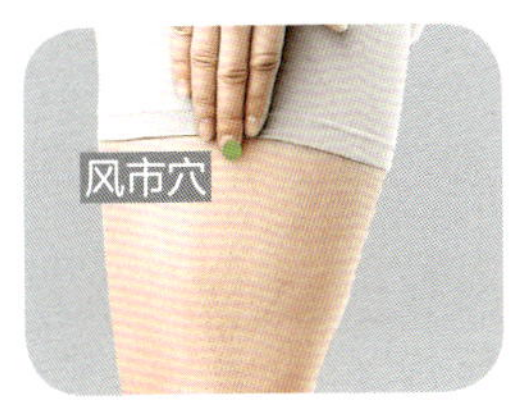

风市穴：直立垂手，手指并拢伸直，中指指尖处即是。

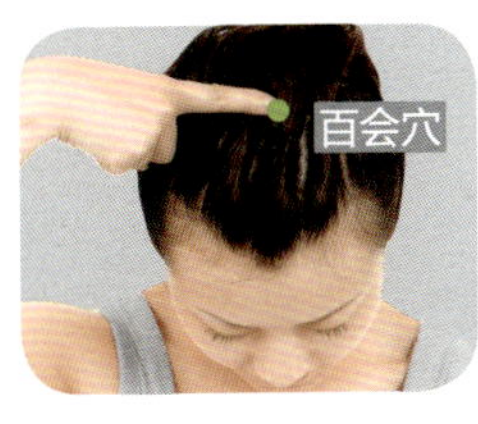

百会穴：两耳尖连线与头正中线相交处，按压有凹陷处即是。

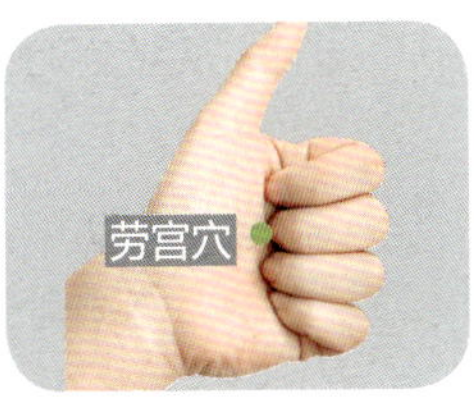

劳宫穴：握拳屈指，中指指尖所指掌心处即是。

“指寸”定位法

“指寸”定位法是一种简易的取穴方法，即依照被取穴者本人手指的长度和宽度为标准来取穴。

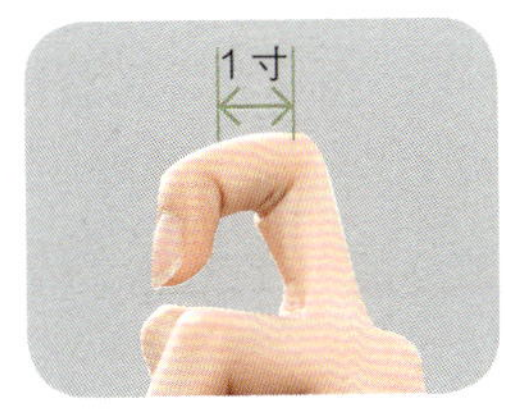

中指同身寸：以中指中节屈曲时内侧两端纹头之间的距离长度为1寸。

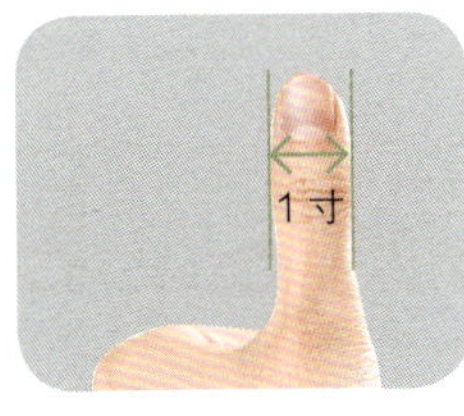

拇指同身寸：以拇指指关节的横向最宽处宽度为1寸。

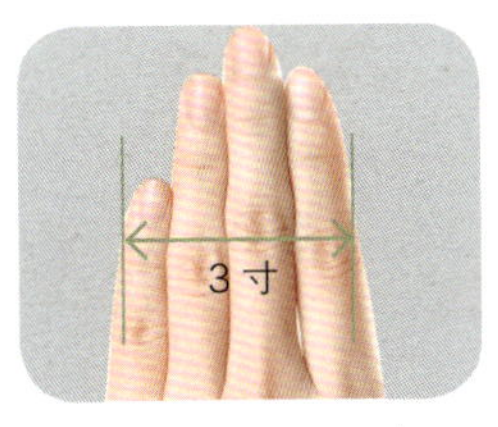

横指同身寸：将食指、中指、无名指、小指并拢，以中指中节横纹的外展宽度为标准，四指的宽度为3寸。

“骨度”折量定位法

“骨度”折量定位法是以体表骨节为主要标志，规定其长短，并依其比例折算作为定穴的标准。这一定穴方法，男女、老少、高矮、胖瘦都适用，从而解决了在不同人身上定穴的难题。

全身主要“骨度”折量寸表

部位	起止点	骨度(寸)	度量法
头面部	前发际正中至后发际正中	12	直寸
	眉间（印堂）至前发际正中	3	直寸
	第7颈椎棘突下（大椎）至后发际正中	3	直寸
	两额角发际（头维）之间	9	横寸
	耳后两乳突（完骨）之间	9	横寸
胸腹胁部	胸骨上窝（天突）至剑突尖	9	直寸
	剑突尖至脐中	8	直寸
	脐中至耻骨联合上缘（曲骨）	5	直寸
	两肩胛骨喙突内侧缘之间	12	横寸
	两乳头之间	8	横寸

（续表）

部位	起止点	骨度（寸）	度量法
背腰部	两肩胛骨内侧缘至后正中线	3	横寸
上肢部	腋前纹头至肘横纹（平尺骨鹰嘴）	9	直寸
	腋后纹头至尺骨鹰嘴（平肘横纹）	9	直寸
	肘横纹（平尺骨鹰嘴）至腕掌（背）侧远端横纹	12	直寸
下肢部	耻骨联合上缘至髌底	18	直寸
	胫骨内侧髁下方（阴陵泉）至内踝尖	13	直寸
	股骨大转子至腘横纹（平髌尖）	19	直寸
	臀沟至腘横纹（平髌尖）	14	直寸
	腘横纹（平髌尖）至外踝尖	16	直寸
	内踝尖至足底	3	直寸

针灸的行针手法

《标幽赋》中写道："气之至也，如鱼吞钩饵之沉浮；气未至也，如闲处幽堂之深邃。气速至而速效，气迟至而不治。"得气与否及气至速迟，不仅直接关系到针刺效果，而且可以帮助施术者窥测疾病的预后。因此，在得气、行气不顺利时，应依靠行针手法来加以调整。行针又名"运针"，是进针后为了取得针感或进行补泻而施行的各种手法，是针刺的重要环节。行针手法主要分为基本手法和辅助手法两种，基本手法主要包括提插法和捻转法，辅助手法则是行针基本手法的补充。辅助手法主要包括 7 种，分别是循法、弹法、刮法、摇法、搓法、飞法、震颤法。毫针行针手法以提插法和捻转法为基本操作方法，同时，需要根据临床病症选用适合的辅助手法，行针基本手法和辅助手法搭配使用，能够有效促使得气并加强针刺感应。

基本手法

提插法：针尖进入一定深度后，将针从浅层插向深层，再由深层提到浅层，称为"提插法"。提插的幅度、频率，需视病情和腧穴的位置而定。一般来说，提插幅度大、频率快，刺激量就大；提插幅度小、频率慢，刺激量就小。

捻转法：针尖进入一定深度后，用拇指和食指一前一后来回捻动针柄，称为"捻转法"。捻转的幅度一般为 180° ~360° ，并且要注意捻转时不能单向转动，以免肌纤维缠绕针身，增加患者局部疼痛，或造成出针困难。一般来说，捻转角度大、频率快，刺激量就大；捻转角度小、频率慢，刺激量就小。

辅助手法

循法：针刺后如无针感，可用手沿着腧穴所属经络循行路线或该腧穴上下左右轻轻按揉。循法多用于气至迟缓的虚证，也可用于邪气有余、经气滞涩的实证。此法可以推动气血，激发经气。

弹法：指在留针过程中，用手指轻弹针柄，使针身微微振动，以加强得气感应的手法。此法可激发针感，用于得气迟缓的患者。

刮法：针尖到达一定深度后，用指甲刮动针柄，称为“刮法”。如以右手拇指抵住针柄顶端，同时用食指或中指指甲从针柄下端向上刮动，称“单手刮针法”。如以左手拇指或食指抵住针柄顶端，右手拇指或食指指甲从上向下或从下向上刮动针柄，称“双手刮针法”。刮法可以加强针感的扩散，用于催气、行气。

摇法：针尖到达一定深度后，以手持针柄，将针摇动，即为摇法。如直立针身而摇，可加强得气感应；如卧倒针身而摇，可以使感应向一定方向传导。此法可用于行气。

搓法：将针刺入一定深度后，右手持针柄作单向捻转，如搓线状，每次搓 3~5 周。不可过度捻转，以免肌纤维缠绕针身。此法可用于催气、行气，也可用于补泻。

飞法：先用拇指和食指以较大幅度捻转 3 次左右，然后放手，张开拇指和食指，如飞鸟展翅之状，一捻一放，反复操作。此法可加强针感，用于催气、行气。

震颤法：以右手持针柄，做小幅度快速提插，使针身发生微微震颤。

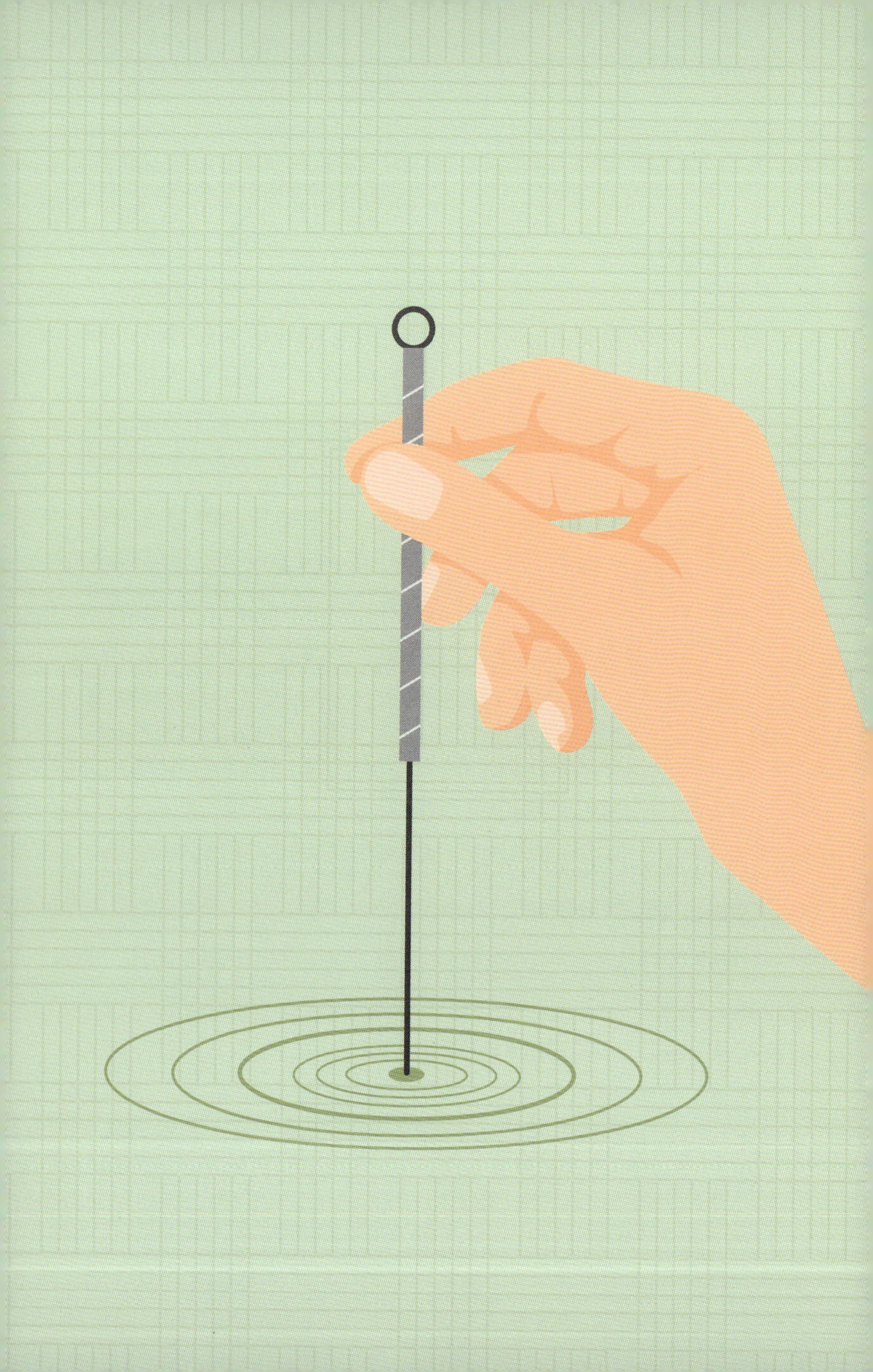

第二章

一针一穴，应急解痛

一针疗法通过刺激特定的穴位来调节人体的气血运行，从而缓解突发的病痛或不适，在紧急情况下能够迅速发挥作用。突发脑卒中、晕厥、心绞痛等急症时，针刺特定的急救穴位，可以使人迅速恢复意识；头痛、牙痛、胃痛、痛经等痛症发作时，对相应的穴位进行针刺可迅速止痛。

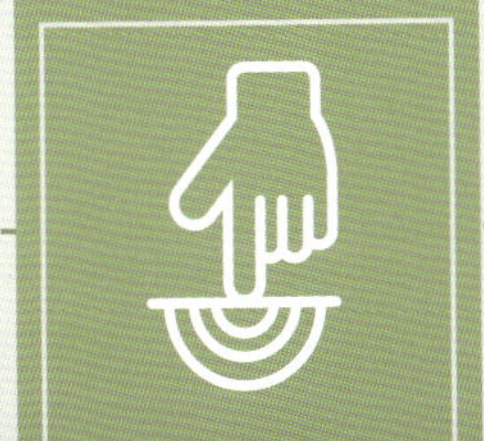

独穴应急，快速解急症

小疾大病，人皆有之。在紧急情况下，一些急症或常见病发作时，可以通过针刺急救穴位来争取救治时间。

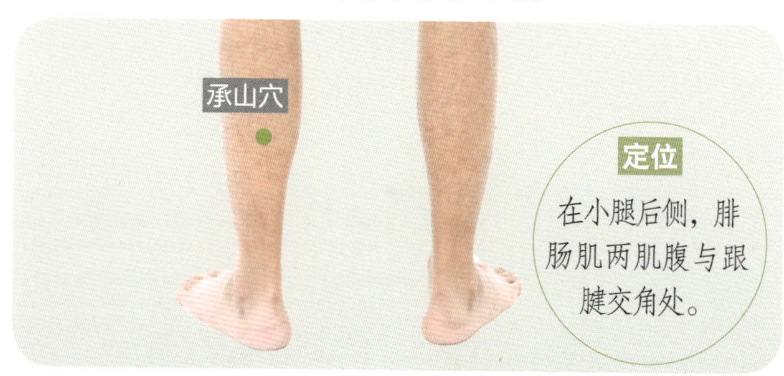

小腿抽筋：承山穴

小腿抽筋一般发作比较突然，且疼痛剧烈。承山穴是足太阳膀胱经上的重要穴位，也是缓解小腿抽筋的常用穴位。承山穴在小腿中部，我们可以针刺或者按摩此穴，缓解小腿抽筋的疼痛。

配伍穴位

委中穴
承筋穴
阳陵泉穴

承山穴

针刺

用毫针直刺承山穴 1.2 寸，局部有酸胀感，一般有针感传到腘窝或有触电感向足底放射。

按摩

拇指稍用力点按患肢的承山穴，力度宜重，以刺激肌肤深层，接着按顺、逆时针方向旋转揉按各 60 圈，最后用手掌拍打小腿部位。

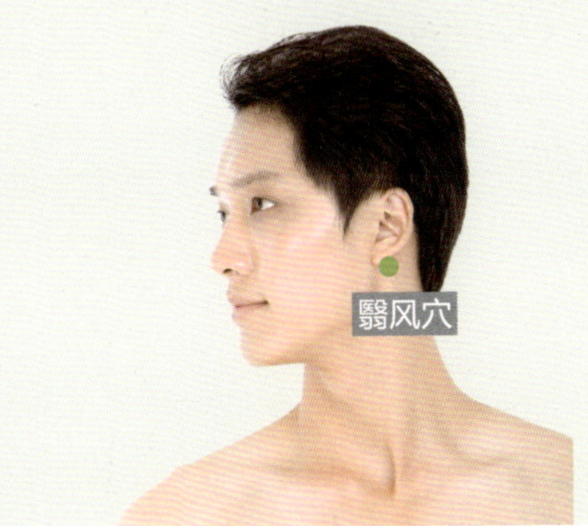

定位

在颈部，耳垂后方，乳突下端前方凹陷中。

呃逆不止：翳风穴

呃逆主要是胃气上逆所致。翳风穴属于手少阳三焦经，对气机郁滞、胃气上逆所致的呃逆疗效较佳。针刺翳风穴可以调理三焦之气，从而帮助胃气下降，达到止呃逆的效果。

配伍穴位

内关穴
合谷穴
攒竹穴

翳风穴

针刺

局部消毒后，右手持针在下颌角与乳突之间进针，向对侧乳突直刺0.5~1寸，捻转为主，结合提插，使针感向咽喉或舌根部放射。

按摩

按摩时力度宜重，以有明显酸痛感为度，可配合吞咽口水并深呼吸。

合谷穴
定位
在手背，第1掌骨和第2掌骨之间，约平第2掌骨桡侧的中点。

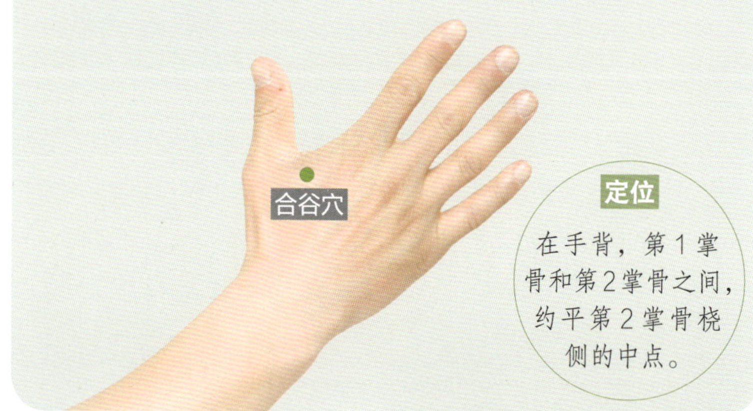

晕厥：合谷穴

合谷穴为手阳明大肠经的原穴，是一个常用的急救穴位，具有醒脑开窍的作用，适用于中暑、脑卒中、虚脱等原因引起的晕厥。

合谷穴

针刺

使用毫针泻法，即在针刺时用较快的速度将针刺入合谷穴，保持一定的深度，并进行快速捻转动作，以增强刺激效果。

按摩

拇指置于合谷穴上，食指、中指放在掌内与合谷穴相对处，用力掐压合谷穴，持续刺激，直至患者神志清醒。

配伍穴位

人中穴
中冲穴
内关穴
百会穴

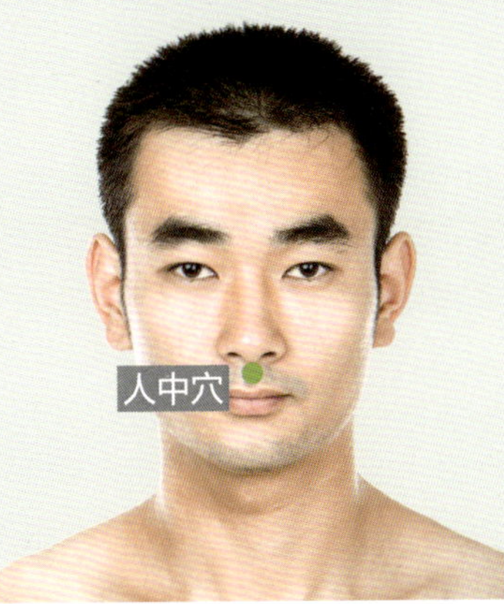

定位

在面部，人中沟的上 1/3 与中 1/3 交点处。

休克：人中穴

人中穴又名水沟穴、鬼宫穴，此穴是督脉、手阳明大肠经、足阳明胃经的交会穴。中医认为，人中穴具有醒神开窍、回阳救逆之功。当出现中暑晕厥、呼吸停止、血压下降、休克等情况时，刺激人中穴可起到急救作用。

人中穴

针刺

针刺时，左手捏起上唇皮肤，右手持针向斜上方刺入人中穴 0.3~0.5 寸，施以强刺激。

按摩

用拇指指尖掐压人中穴，每分钟 20~40 次，每次持续 0.5~1 秒。

配伍穴位

十宣穴
风池穴

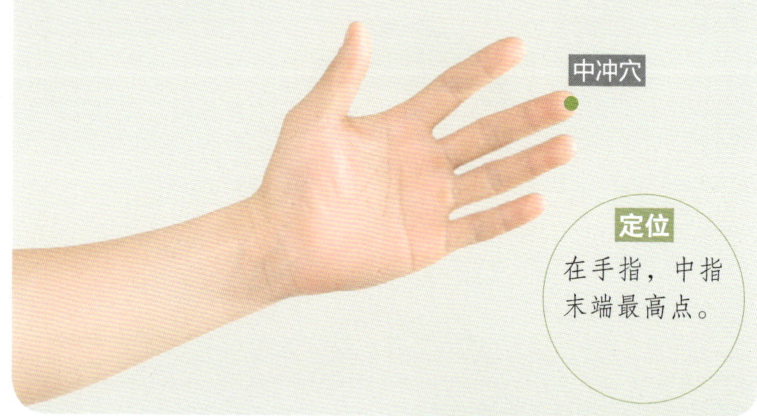

中暑：中冲穴

中冲穴位于中指末节尖端中央，是心包经的井穴，有开窍醒神、宽胸散结、安神定志的作用。心包经的高热之气由此冲出体表，因此，刺激中冲穴，可以清心泄热，有助于发散体内的暑热之气，缓解中暑症状。

配伍穴位

内关穴
人中穴
曲池穴

中冲穴

针刺

直刺中冲穴0.1~0.2寸。也可以使用三棱针点刺放血。

按摩

用较重的手法掐压中冲穴，或用硬物捻按中冲穴约10秒。

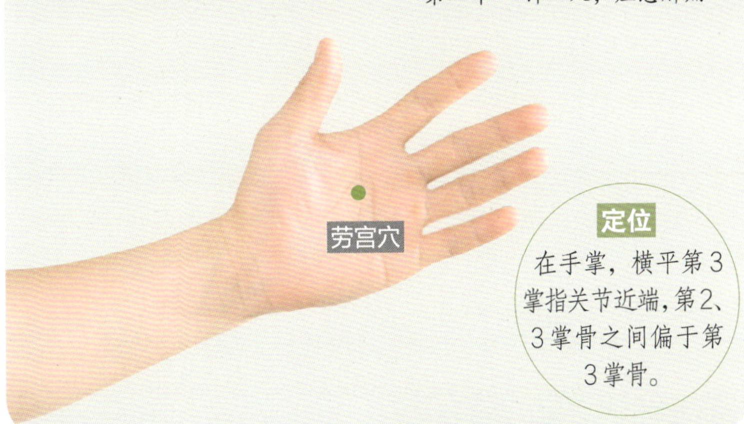

血压升高：劳宫穴

劳宫穴是一个常用的急救穴位，位于手掌心，握拳屈指时中指尖处。如果高血压患者因为生气、暴怒或激动而出现血压急剧上升的情况，可以尝试刺激劳宫穴来缓解症状。

劳宫穴

针刺

采用直刺法，针刺深度为0.3~0.5寸。可配合捻转、提插等手法，以增强疗效。

按摩

用拇指点揉另一只手的劳宫穴，左右手交替，每次每穴3~5分钟。

配伍穴位

涌泉穴
合谷穴
内关穴

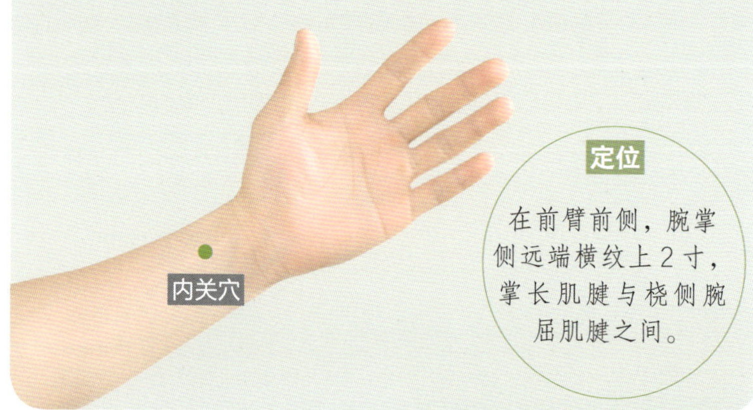

呕吐：内关穴

呕吐是生活中非常常见的一种情况，多伴有上腹部的不适，有的时候还会伴有头晕、头痛的情况。急性呕吐可通过刺激内关穴缓解，另外，内关穴还可以疏导水湿、宁心安神。

内关穴

针刺

用毫针直刺内关穴0.5~1寸，局部有酸胀感，留针15分钟。

按摩

拇指指尖置于内关穴上进行按揉，力度适中，有酸胀感即可，每次按揉5~10分钟。

配伍穴位

足三里穴
少商穴
中脘穴

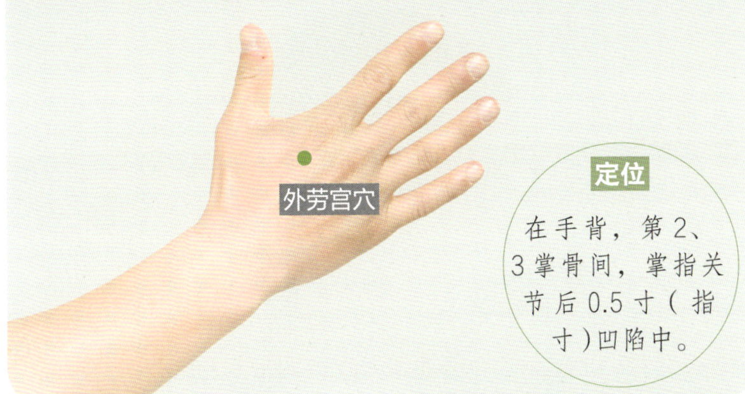

落枕：外劳宫穴

落枕是一种常见的情况，表现为颈部僵硬、疼痛、转动困难，严重时会影响生活和工作。外劳宫穴，又称落枕穴，是中医常用于缓解落枕症状的一个经外奇穴。刺激该穴位可以舒筋活络、和中理气，缓解颈部疼痛和活动受限的情况。

配伍穴位

风池穴
天柱穴
肩井穴

外劳宫穴

针刺

针刺外劳宫穴时，使用毫针直刺 0.5~0.8 寸，得气后先深后浅，轻插重提，提插幅度宜大，力度宜重，频率宜快。针刺后，患者缓慢活动颈部，一般 5~10 分钟内症状可缓解或明显减轻。

按摩

用拇指指尖按压外劳宫穴，力度适中，有酸胀感即可，每次按压 5~10 分钟。

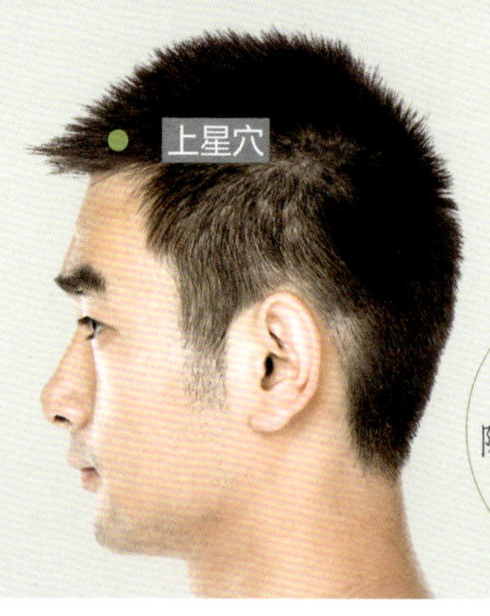

定位

在头部，前发际正中直上1寸。

流鼻血：上星穴

上星穴别名明堂穴、鬼堂穴、神堂穴，是隶属于督脉的穴位。中医认为上星穴具有降浊升清、通窍明目、清热散风的功效，在缓解头痛、目眩、角膜炎、鼻出血、鼻炎、鼻塞等方面有着非常好的疗效。

上星穴

针刺

平刺上星穴0.5~0.8寸，刺入后迅速捻针，捻针的速度要快。

按摩

拇指指腹置于上星穴上，以穴位为中心进行旋转按揉，每次按揉3~5分钟，在流鼻血时，立即进行按揉，通常可以迅速止血。

配穴：天府穴

定位

在臂前外侧，腋前纹头下3寸，肱二头肌桡侧缘处。

针刺

直刺天府穴0.3~0.5寸，刺入后迅速捻针，若局部酸胀，可向臂部或肘部放射。

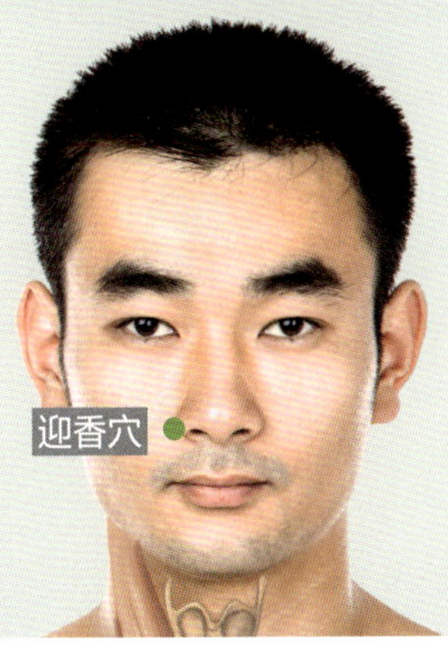

定位

在面部，鼻翼外缘中点旁，鼻唇沟中。

鼻塞：迎香穴

中医认为，“腧穴所在，主治所及”，迎香穴位于鼻旁，有通利鼻窍的作用，刺激迎香穴，除了可以缓解鼻塞症状，还可以驱散面部风邪，促进鼻子周围气血畅通，防治感冒等呼吸系统疾病。

迎香穴

针刺

取迎香穴，直刺 0.2~0.4 寸或斜刺 0.3~0.5 寸。

按摩

用手指指腹按揉鼻翼两侧的迎香穴，或者用手指快速搓擦两侧迎香穴，至局部发热。

配穴：印堂穴

定位

在头部，两眉毛内侧端中间的凹陷中。

按摩

食指和中指并拢，用指腹按压印堂穴，稍用力向上推，再缓慢向下压，反复按摩 1~3 分钟。

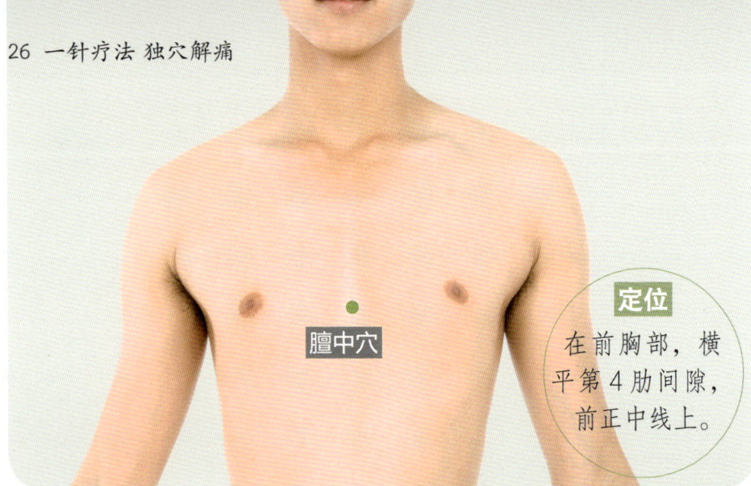

胸闷：膻中穴

胸闷是指心脏、肺部或其他胸腔脏器功能异常，导致患者主观感受到的胸部不适症状，主要表现为胸部压迫感、呼吸不畅或气促感。《针灸甲乙经》中记载："咳逆上气，唾喘短气不得息，口不能言，膻中主之。"由此可见，膻中穴具有畅通气机、宽胸理气、平喘降逆之功效。

神门穴
内关穴
膏肓穴

配伍穴位

膻中穴

针刺

毫针斜刺膻中穴0.3~0.5寸，施捻转手法，持续捻转至不适感缓解或消失为止。

按摩

用拇指指腹按揉膻中穴，力度适中，以穴位局部产生酸胀感为度，每次按揉3~5分钟。

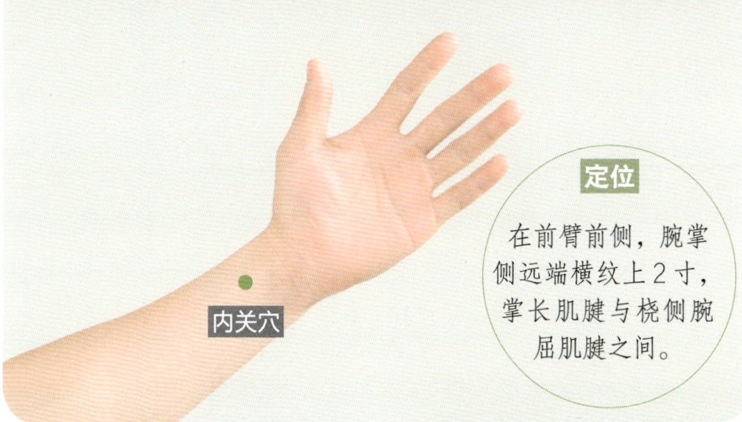

心绞痛：内关穴

内关穴为心包经的络穴，又是八脉交会穴，通阴维脉。《四总穴歌》中记载：“心胸内关谋。”内关穴可缓解多种胸部病症，可宽胸宣痹、理气活血、通脉止痛，是缓解心绞痛的特效穴。

内关穴

针刺

用毫针直刺内关穴0.5~1寸，进行捻转刺激，直至心绞痛的症状缓解或消失。

按摩

用拇指指腹持续按压内关穴，直至症状缓解。

配伍穴位

郄门穴
膻中穴
心俞穴

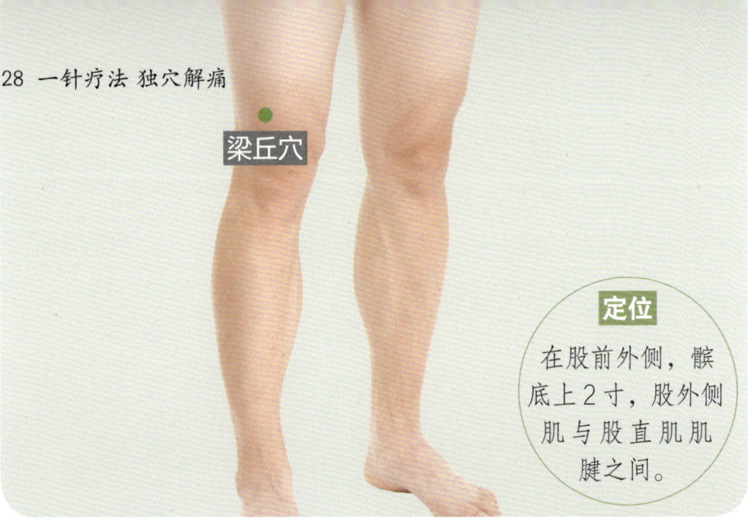

梁丘穴

定位

在股前外侧，髌底上2寸，股外侧肌与股直肌肌腱之间。

急性胃痉挛：梁丘穴

梁丘穴是胃经的郄穴。从中医经络理论来讲，郄穴多用于治疗本经循行部位及所属脏腑的急性病症。胃痉挛属于胃部的急性疼痛症状，刺激梁丘穴可以起到通经活络、和胃止痛的功效。

梁丘穴

针刺

直刺梁丘穴0.5~1.2寸，提插捻转针体，以加强针感，手法要轻柔，留针20~30分钟。

一般来说，针刺梁丘穴一针就会有效果，如果效果不太理想，可加刺一针中脘穴。

配伍穴位

中脘穴
鱼际穴
至阳穴

地机穴

定位

在小腿内侧，阴陵泉穴下3寸，胫骨内侧缘后际。

急性胰腺炎：地机穴

急性胰腺炎的症状表现多样，主要包括剧烈的上腹部疼痛，常向背部扩散，伴有恶心、呕吐、发热等。地机穴为脾经的郄穴，常用来缓解相关急症。按压地机穴处痛不可忍多提示急性胰腺炎，在地机穴进行针刺对轻症胰腺炎有很好的缓解效果。急性胰腺炎是危急重症，针刺仅能辅助缓解症状，发病后必须立即就医。

地机穴

针刺

直刺地机穴0.5~1.2寸，施捻转和九六补泻法，留针40分钟，针后可加灸。

按摩

拇指指腹垂直按住穴位，旋转按揉，力度由轻渐重，每次3~5分钟，以局部酸胀为度。

配伍穴位

胃脘下俞穴
中脘穴
水分穴

人中穴
定位
在面部，人中沟的上 1/3 与中 1/3 交点处。

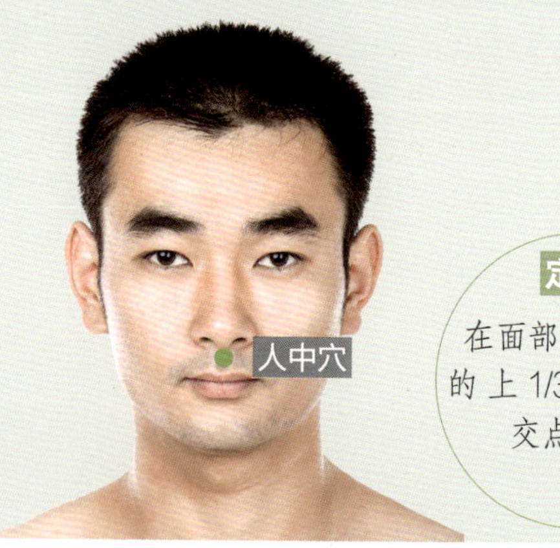

急性腰扭伤：人中穴

急性腰扭伤，俗称“闪腰”，多因活动时用力不当或姿势不正确，或遭受外力撞击，或剧烈运动时突然闪扭腰骶部肌筋，致腰部肌肉、韧带等遭受强力牵拉，引起腰痛和屈伸活动受限。《玉龙歌》中记载：“强痛脊背泻人中，挫闪腰酸亦可攻。”《通玄指要赋》中记载：“人中除脊膂之强痛。”人中穴是督脉的腧穴，督脉通过脊背正中，因此，刺激此穴可疏通督脉经气，缓解腰脊痛、项强等症状。

人中穴

针刺

取人中穴，向鼻中隔方向斜刺，以患者眼中流泪为度，进针后嘱患者每隔几分钟活动活动腰腿，留针 20 分钟。

恐针人中穴者针后溪穴

定位

在手背，第 5 掌指关节尺侧近端赤白肉际凹陷中。

经验解析

急性腰扭伤可致督脉及膀胱经经气受损，后溪穴是小肠经的输穴，主治肢体沉重、疼痛的病症，凡督脉病，包括颈背腰腿等处的病变，都可以用后溪穴来缓解。

针刺

单侧腰部疼痛取健侧穴位，若腰脊柱中间及双侧痛，则取双侧穴位。取后溪穴进针 0.5~0.8 寸，施提插捻转强刺激手法。嘱患者做前俯后仰及左右转侧的动作，幅度由小到大，速度由慢到快，留针 15~20 分钟。

配伍穴位

手三里穴
飞扬穴
印堂穴
条口穴

小贴士

在损伤初期（48 小时内），可以在腹部下方放置枕头以作支撑，同时对腰部进行冰敷，有助于缓解肿胀和疼痛。

独穴解痛，效果显著

身体某些部位出现疼痛时，选取一些针对性的穴位进行针灸或按摩，可达到快速缓解疼痛的效果。

头痛：太阳穴

太阳穴

太阳穴属于经外奇穴。当出现头痛症状时，特别是太阳穴附近的疼痛，可以通过针刺或按摩太阳穴来缓解症状。

- **定位：** 在头部，眉梢与目外眦之间，向后约 1 横指（中指）的凹陷中。
- **经验解析：** 太阳穴是人体经络气血运行的重要节点，刺激此穴可缓解气血不畅引起的头痛症状。

阳明经头痛：头维穴

阳明经头痛特点为前额部头痛或太阳穴处剧烈跳痛，疼痛呈阵发性加重，可能伴眉棱骨痛、双目发胀、目赤、食欲不振。

- **定位：** 在头部，额角发际直上0.5寸，头正中线旁开4.5寸。
- **经验解析：** 当前额部头痛，尤其是眉棱骨疼痛时，刺激头维穴可起到调节阳明经气血的作用，进而缓解疼痛。

操作方法

针刺

艾灸

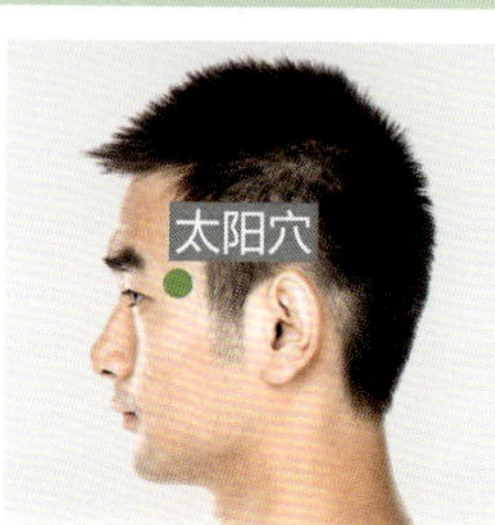

针刺太阳穴： 用毫针向耳垂或鼻根部斜刺 0.3~0.5 寸，采用捻转平补平泻法。

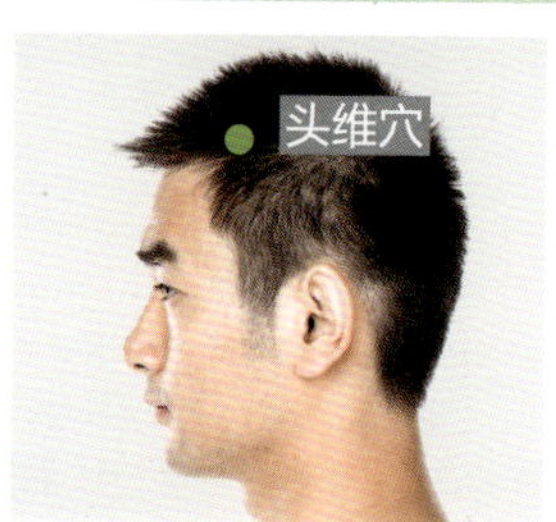

针刺头维穴： 进针时应向后平刺 0.5~0.8 寸，留针 15~30 分钟。

厥阴经头痛：太冲穴

厥阴经头痛的疼痛部位以颠顶为主，呈胀痛或刺痛等，多为用脑过度所致。

> **生活小妙招**
>
> 使用梳子轻轻梳理头部，特别是疼痛的区域，可以促进头部的血液循环，缓解头痛。

- **定位：** 在足背，第 1、2 跖骨间，跖骨底结合部前方凹陷中，或触及动脉搏动。
- **经验解析：** 太冲穴为肝经原穴和输穴，理气活血作用甚强，且肝经“连目系，上出额”，依据“经脉所过，主治所及”的理论，此穴在治疗眶上神经痛方面，效果尤佳。

- **随证配穴**

行间穴：在足背，第 1、2 趾间，趾蹼缘后方赤白肉际处。

三阴交穴：在小腿内侧，内踝尖上 3 寸，胫骨内侧缘后际。

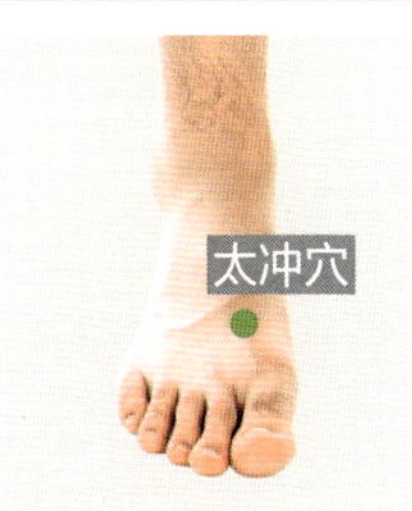

针刺太冲穴： 直刺，从足背向下进针 0.5~1 寸。针入后适当活动头部或做闭眼睁眼动作。

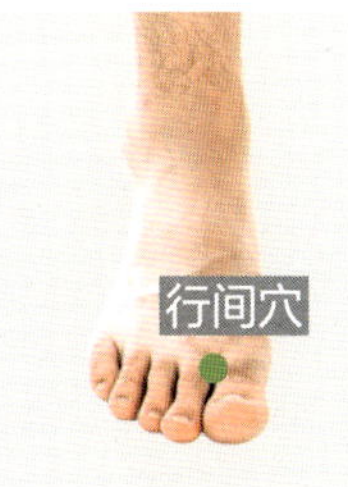

艾灸行间穴： 用艾条温和灸 5~10 分钟。

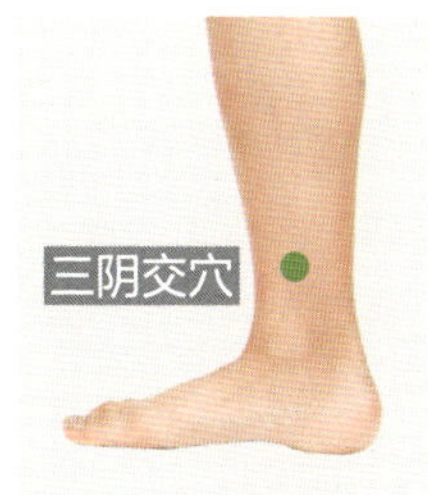

针刺三阴交穴： 直刺 0.5~1 寸，用提插补法，使针感向上下放射。

胃脘痛：中脘穴

中脘穴是中医治疗胃脘痛的重要穴位，是胃的募穴，也是胃气汇聚的地方，适用于缓解各种胃部不适，如胃痛、胃胀、消化不良等。

中脘穴

中脘穴在脾胃疾病的治疗中发挥着重要作用。刺激中脘穴，不仅能增强胃的蠕动功能，还有助于提高机体免疫能力。

- **定位：** 在上腹部，脐中上 4 寸，前正中线上。
- **经验解析：** 《针灸大成》中记载："腹内疼痛，内关、三里、中脘。"中脘位于腹部，可直接调理局部气血，缓解疼痛。

脾胃虚弱型：足三里穴

症见胃脘隐痛或胀闷，喜暖喜按，空腹时不适感加重，进食后有所缓解，劳累、受凉后发作或加重，伴神疲乏力、食欲不振、手足偏冷、大便稀溏。

- **定位：** 在小腿外侧，犊鼻穴下 3 寸，犊鼻穴与解溪穴连线上。
- **经验解析：** 《四总穴歌》中的"肚腹三里留"说明了足三里穴对腹部疾病的治疗作用。

刺激方法

按摩

针刺

艾灸

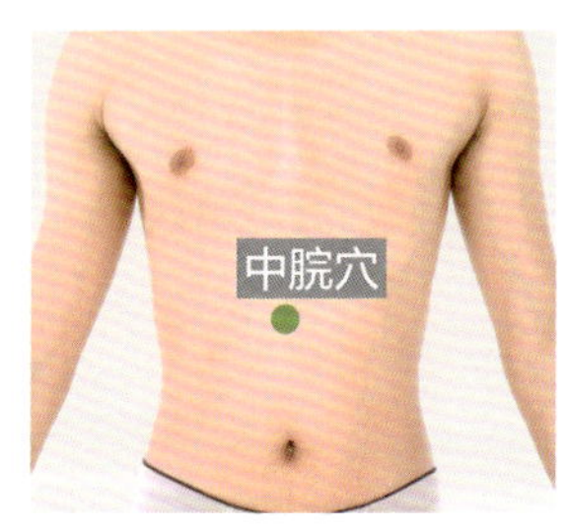

按摩中脘穴： 将手掌心放在中脘穴上，轻轻地按揉，先顺时针方向转3~5分钟，再逆时针方向转3~5分钟。

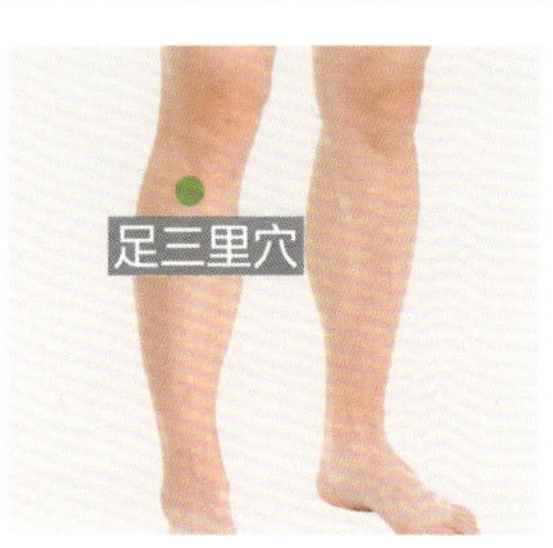

针刺足三里穴： 向下刺入1~2 寸，针刺时有酸胀感向下扩散到足背，有时向上扩散到膝。

肝胃气滞型：内关穴

症见胃胀痛、两胁胀闷、心烦易怒、喜叹气。

- **定位：** 在前臂前侧，腕掌侧远端横纹上 2 寸，掌长肌腱与桡侧腕屈肌腱之间。
- **方剂：** 柴胡疏肝散。
- **经验解析：** 内关穴是心包经的络穴，而心包经与肝经为同名经，二经在气血循环中相互贯通，刺激内关穴可疏通心包经气血，进而调节肝脏气机运行。

生活小妙招

用热水袋或热毛巾热敷胃脘部，能促进胃脘部血液循环，促进身体新陈代谢，缓解肌肉痉挛，减轻胃疼的症状。

- **随证配穴**

建里穴：在上腹部，脐中上 3 寸，前正中线上。

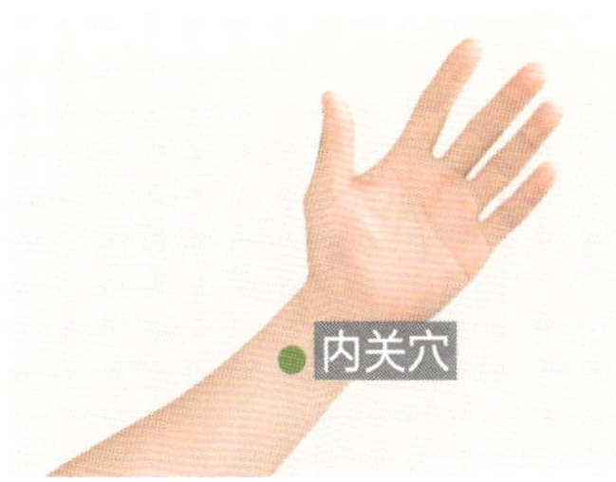

针刺内关穴： 直刺 0.5~1 寸，深刺可透外关，局部有酸胀感，或有麻电感向指端放射。

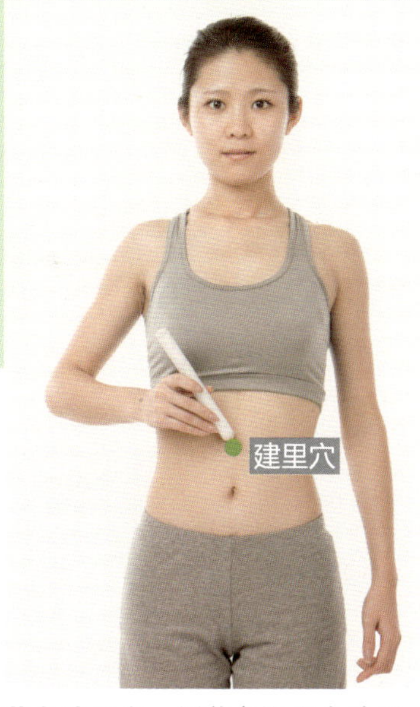

艾灸建里穴： 用艾条温和灸建里穴 10~15 分钟，以穴位处有温热感为宜。（本图仅为示意，艾灸时宜取仰卧位。）

咽喉痛：少商穴

少商穴为肺经之井穴，五行属木，其疏通、条达、开泄作用较强，善清肺泻火、驱邪外出，《十四经要穴主治歌》云：“少商唯针双蛾痹，血出喉开功最奇。”

少商穴

定位： 在手指，拇指末节桡侧，指甲根角侧上方0.1寸。

针刺： 取少商穴，使用采血针、三棱针或粗毫针点刺，直刺0.1寸。

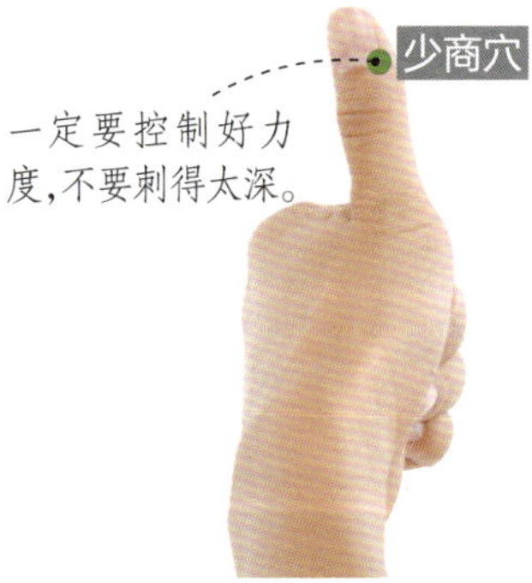

少商穴

一定要控制好力度，不要刺得太深。

配穴：鱼际穴

定位： 在手掌，第1掌骨桡侧中点赤白肉际处。

针刺： 取鱼际穴，用毫针沿掌骨边垂直进针，轻微缓慢捻转，得气后，留针20~30分钟。

刮痧： 用角刮法刮拭鱼际穴3~5分钟，隔天1次。

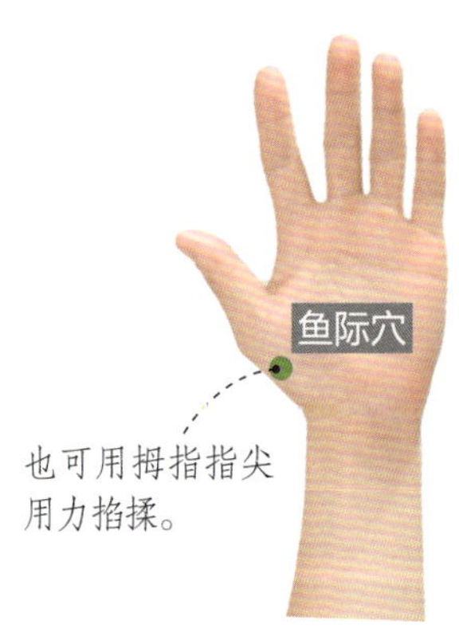

也可用拇指指尖用力掐揉。

配穴：照海穴

定位： 在足内侧，内踝尖下1寸，内踝下缘边际凹陷中。

针刺： 采用直刺法，进针深度为0.5~0.8寸，以引起局部酸痛感，并尽量使针感扩散至整个脚踝区域。

按摩： 用拇指或食指轻轻按压照海穴，以感到轻微酸胀为宜，每次按压3~5分钟。

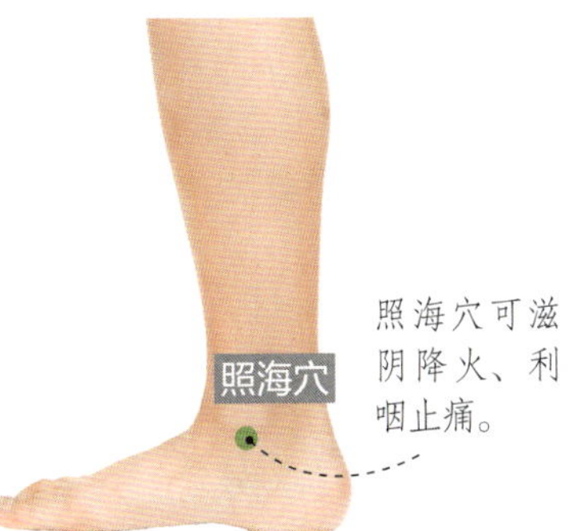

咽喉痛的养护

咽喉痛发作期间除了要清淡饮食，还要保持工作和居住环境的整洁和空气流通，在有粉尘、刺激性气体的环境下宜佩戴口罩。

1 调整室内空气湿度：合理使用加湿器，适当提高房间内的湿度，有利于保持呼吸道的通畅。

2 热敷：用浸湿过的热毛巾对喉咙进行热敷，对缓解疼痛有较好的效果。

3 盐水漱口：在温水中加入少量食盐，漱口20~30秒后吐出，再用清水漱口，能起到杀菌、消炎的作用。

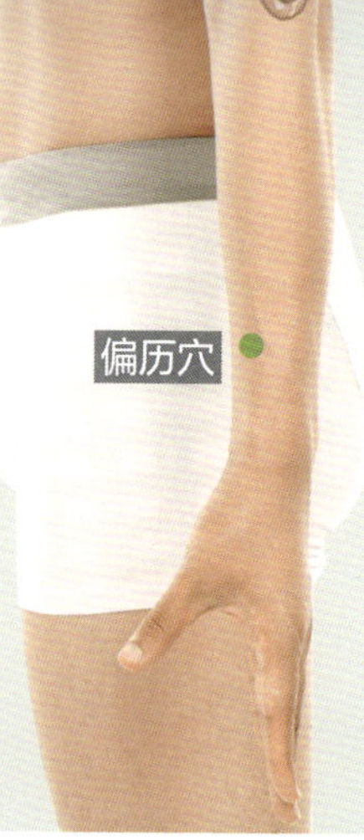

定位

在前臂后外侧，腕背侧远端横纹上3寸，阳溪穴与曲池穴连线上。

牙痛：偏历穴

大肠经穴位能治疗大肠经循行通路上的疾病，如头面五官疾病、咽喉疾病以及该经循行部位（肘、臂、肩）其他病症。偏历穴为手阳明大肠经的络穴，牙痛为其主治病症之一，针刺或者按揉偏历穴在缓解牙痛方面收效快捷。

配伍穴位

合谷穴
颊车穴
下关穴

偏历穴

针刺

取偏历穴，毫针直刺0.3~0.5寸，或针尖向肘部方向斜刺0.5~0.7寸，以局部有酸胀感为宜，留针15分钟。

按摩

用拇指指腹按揉偏历穴，每次1~3分钟，以患者能耐受为度，可以快速缓解牙痛。

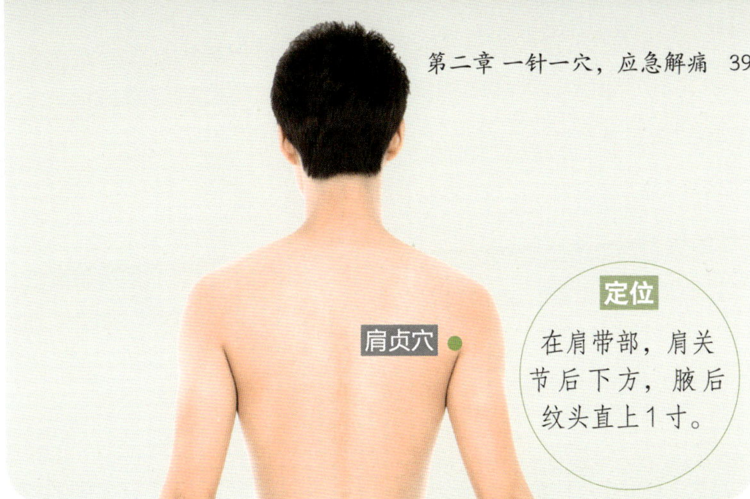

肩痛：肩贞穴

肩贞穴属小肠经。“肩”即肩部，“贞”指第一，此穴为本经入肩部的第一穴，故名肩贞。此处持续不通，会影响局部的气血布散，久而久之会引发颈肩痛，因此肩贞穴是治疗肩部疼痛的首选穴位。

配伍穴位

肩髃穴
肩髎穴
天宗穴
肩井穴

肩贞穴

针刺

取肩贞穴，向外斜刺1~1.5寸，或向前腋缝方向透刺，肩部及肩胛部有酸胀感，或有麻电感向肩及指端传导。

艾灸

用艾条温和灸肩贞穴10~20分钟。

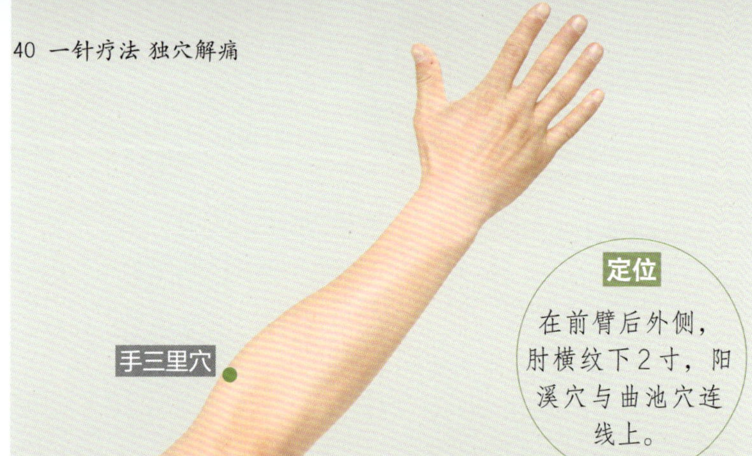

肘痛：手三里穴

肘痛常因经络气血不畅或局部气血淤滞引起，手三里穴具有疏通经络、消肿止痛的功效，在临床上常用于治疗上肢疼痛、肩臂痛、肘挛不伸等症状。对于肘部疼痛，尤其是慢性劳损、风寒湿邪侵袭或气血不畅引起的疼痛，针刺手三里穴能够取得较好的疗效。

配伍穴位

曲池穴
小海穴
天井穴

手三里穴

针刺

直刺手三里穴0.5~0.8寸，局部有酸胀感，针感可以扩散到手背部，留针15分钟。

艾灸

用艾条温和灸手三里穴15分钟，以温热透散为宜。

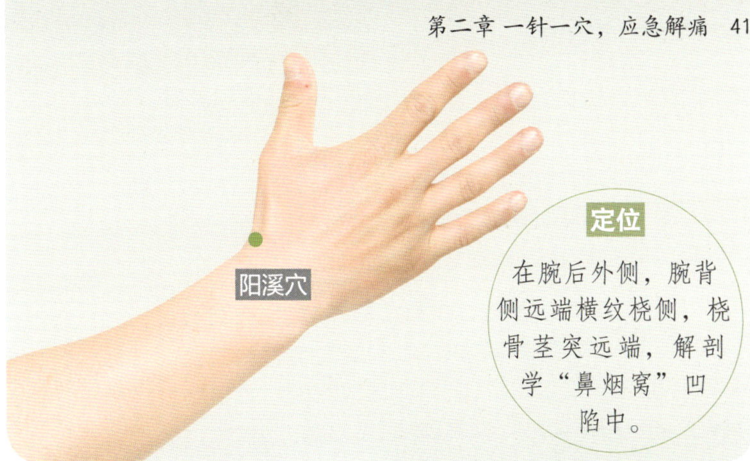

手腕痛：阳溪穴

手腕痛是外伤、扭伤、劳损、风湿等原因引起的手腕部疾患的主要症状之一。刺激阳溪穴可疏通大肠经经气，对于热邪阻滞经络、劳损导致的手腕疼痛、肿胀及活动受限等症状有较好的缓解作用。

阳溪穴

针刺

直刺阳溪穴 0.3~0.5 寸，采用平补平泻或捻转补泻法，留针 10~20 分钟。

艾灸

用艾条温和灸阳溪穴 15~20 分钟，使穴位局部有温热感但不感到灼痛。

配伍穴位

阳池穴
内关穴
神门穴

委中穴

定位

在膝后侧，腘横纹中点。

腰痛：委中穴

“腰背委中求”，中医认为委中穴对于缓解腰痛有特殊的效果，尤其是膀胱经气血不畅引起的腰痛。刺激委中穴可以疏通腰背部的气血，增强人体阳气，从而调理腰部病痛。对于急性腰扭伤、风寒湿热瘀毒之邪所致腰痛及肾虚腰痛皆有一定效果。

配伍穴位

手三里穴
飞扬穴
印堂穴
条口穴

委中穴

证候

腰痛，伴有后脑、背、骶尾骨等部位疼痛及负重感，臀部、下肢后侧、足跟、小趾等部位疼痛及麻木。

针刺

用毫针直刺委中穴 0.5~1.2 寸，使局部有酸胀感，留针 20 分钟。

长强穴

定位

在会阴部，尾骨下方，尾骨端与肛门连线的中点处。

配伍穴位

后溪穴
腰阳关穴
肾俞穴

督脉腰痛：长强穴

证候

腰部正中疼痛，腰骶、膝部冰凉，气血不调。

针刺

针尖向上与骶骨平行刺入长强穴 0.8~1.2 寸，使局部有酸胀感，留针 20 分钟。

小贴士

经常腰痛者要避免久坐，每坐 1 小时，可起身活动或走动 5 分钟，缓解局部肌肉、韧带紧张。夏天避免电扇或空调直吹腰部，防止腰部受凉引起腰肌劳损。

膝关节痛：犊鼻穴

犊鼻穴属足阳明胃经，又名外膝眼穴，有缓解膝关节痛、下肢麻痹、膝关节水肿等作用。

《针灸大成》中记载其："主膝中痛不仁，难跪起，脚气，膝膑溃者不可治，不溃者可治。"

犊鼻穴

定位： 在膝前侧，髌韧带外侧凹陷中。

针刺： 稍向髌韧带内侧斜刺犊鼻穴0.5~1.2寸，使局部有酸胀感，留针20分钟。

艾灸： 用艾条温和灸犊鼻穴5~10分钟。

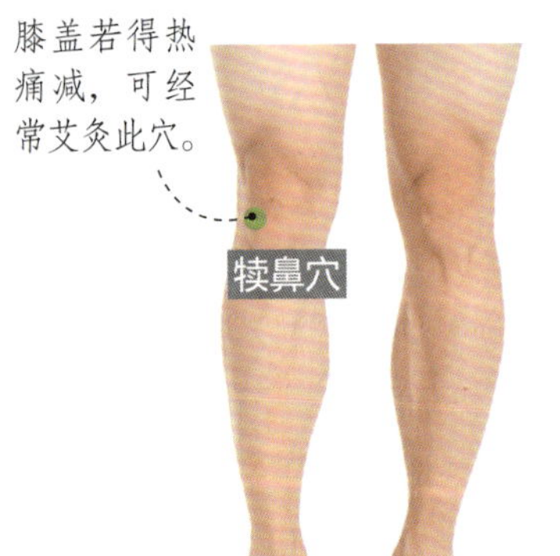

配穴：梁丘穴

定位： 在股前外侧，髌底上2寸，股外侧肌与股直肌肌腱之间。

针刺： 用毫针直刺梁丘穴0.5~1.2寸，使局部有酸胀感，扩散至膝关节，留针20分钟。

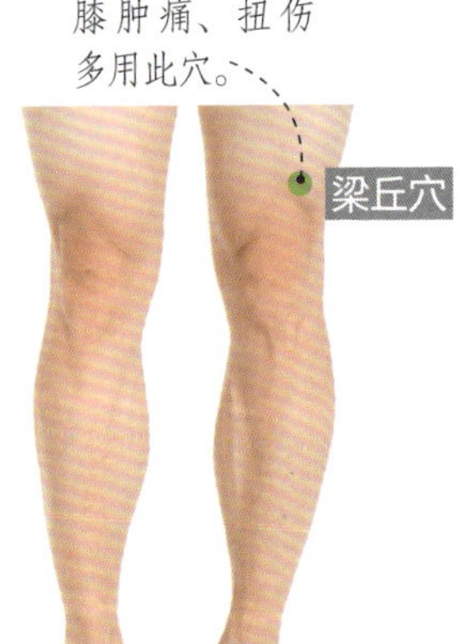

配穴：尺泽穴

定位： 在肘前侧，肘横纹上，肱二头肌腱桡侧缘凹陷中。

针刺： 用毫针直刺健侧尺泽穴0.5~0.8寸，使局部有酸胀感，留针20分钟。

按摩： 用拇指指腹按压尺泽穴3~5分钟，按压力度以有明显的酸胀感为宜。

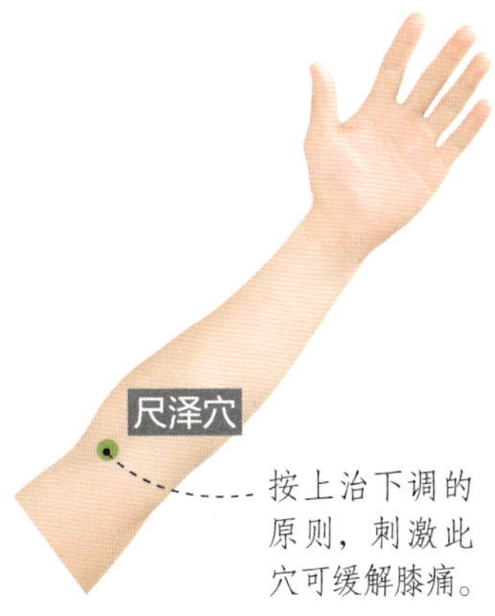

膝关节的养护

1 使用护膝：护膝能提高膝关节的稳定性，但可能阻碍下肢静脉回流。建议在运动时佩戴，休息时取下。

2 穿舒适的鞋子：鞋跟不要超过 4 厘米，鞋面要与足背贴合，鞋底要有弹性，这样可以减少对膝关节的冲击。

3 做好保暖：寒冷可能导致膝关节疼痛加重，冬天可以使用暖水袋，夏天则要避免空调对着膝盖吹。

4 控制体重：体重越重，膝关节承受的压力就越大，磨损也会更加严重。所以，控制体重也是膝关节日常养护的重要措施。

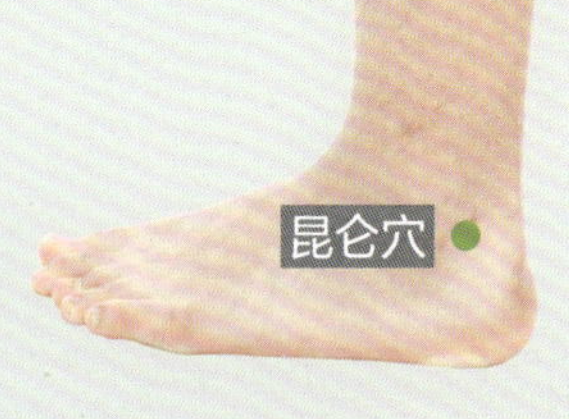

定位

在踝后外侧，外踝尖与跟腱之间的凹陷中。

脚踝痛：昆仑穴

昆仑穴是足太阳膀胱经的一个重要穴位，位于脚踝外侧，具有舒筋活络、开窍醒神的功效。可用于缓解劳损、扭伤或局部气血循环不畅等原因引起的脚踝痛、足跟痛。

昆仑穴

针刺

用毫针直刺昆仑穴，进针深度为0.5~0.8寸，留针15~30分钟。

艾灸

用艾炷灸昆仑穴，每次灸3~7壮。

配穴：太溪穴

定位

在踝后内侧，内踝尖与跟腱之间的凹陷中。

艾灸

用艾条在距离皮肤3~5厘米处对太溪穴进行悬灸，每次艾灸10~20分钟。

按摩

用拇指指腹先顺时针方向按揉太溪穴1~3分钟，再逆时针方向按揉1~3分钟。

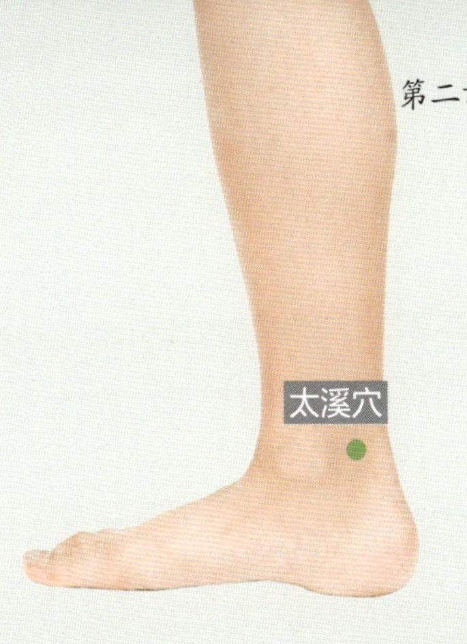

定位

在踝后内侧，内踝尖与跟腱之间的凹陷中。

足跟痛：太溪穴

中医称足跟痛为跟骨痛，其病在骨，病本在肾，病因多为肾虚或兼有寒湿瘀血。太溪穴是肾经的原穴，刺激此穴，可以激发肾经的经气，增强肾脏功能，促进气血运行，缓解肾虚或气血淤滞引起的足跟疼痛。

配伍穴位

申脉穴
昆仑穴

太溪穴

针刺

直刺太溪穴 0.5~0.8 寸，用泻法，以每分钟 150 转的速度捻转，使针感迅即产生，并传至足趾，留针 15~20 分钟。（急性外伤肿胀期禁直接针刺。）

艾灸

将艾条点燃，悬于太溪穴上方 2~3 厘米处，艾灸 10~15 分钟，以皮肤感到温热为宜。

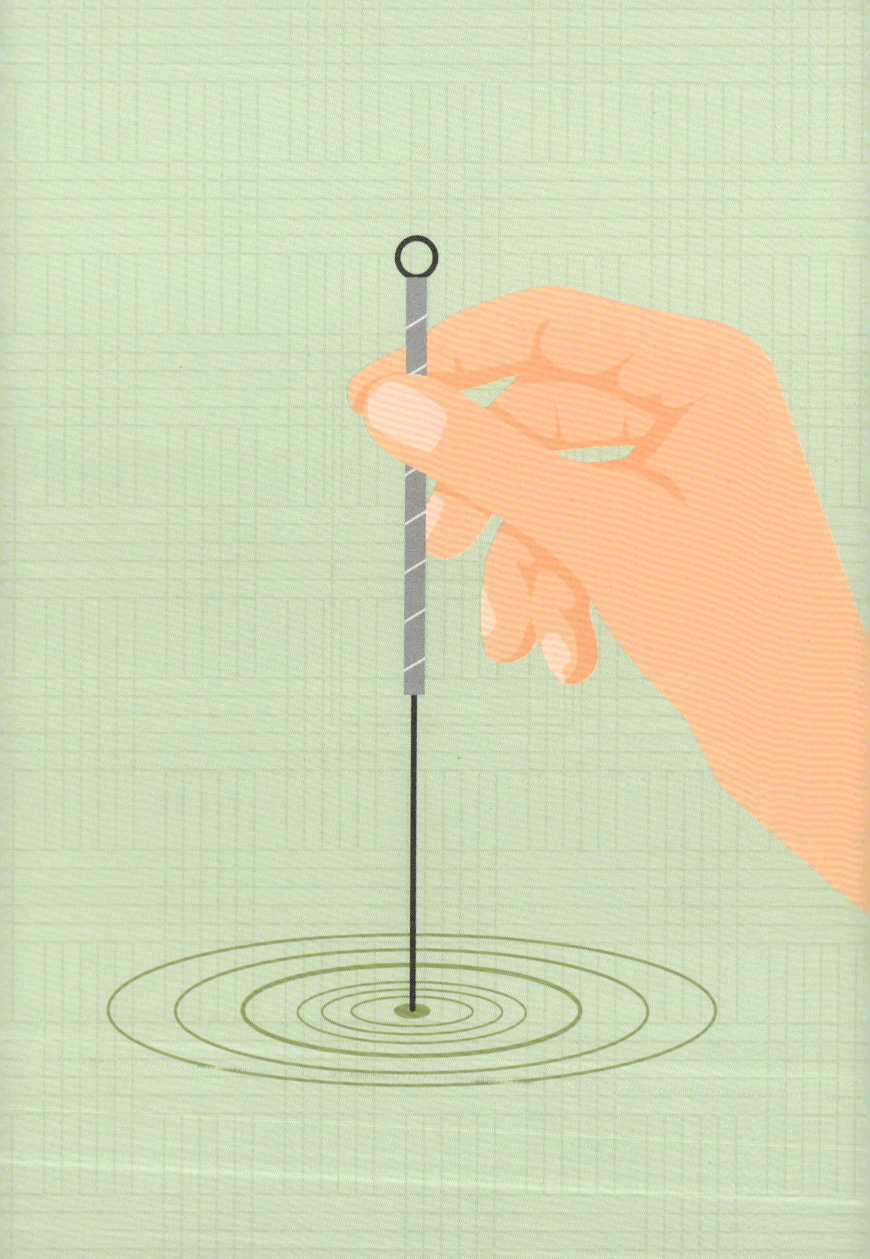

第三章

一针疗法，缓解周身疼痛不适

一针疗法作为中医针灸学中的精髓，能够精准作用于相关穴位，激发人体自身的调节机能，助力脏腑功能恢复平衡、气血调和，从而帮助人体改善亚健康状态。它凭借简便、针对性强的特性，为缓解身体各种疼痛不适提供了有效的方法。

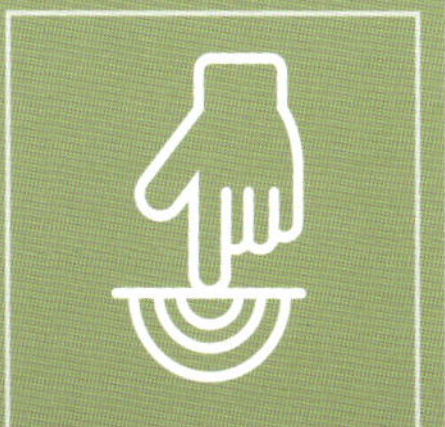

用好五输穴，解决身体大问题

五输穴是分布在四肢末端到肘、膝关节附近，并以“井、荥、输、经、合”来命名的五个腧穴的统称，以水流的五个过程来比喻经气由浅入深的五种状态，故称“五输穴”。

什么叫井、荥、输、经、合？《黄帝内经》中解释道：“所出为井，所溜为荥，所注为输，所行为经，所入为合，二十七气所行，皆在五输也。”这是以水流的大小来形容各经脉气由小到大、由浅入深的特点。

井：指地下泉水初出，微小而浅。古医书中记载：“山谷之中，泉水初出之处名之曰井，井者主出之义也。”井穴位于手指或足趾的末端，是十二经脉的起点，象征着气血的初生之地，如肺经的少商穴和脾经的隐白穴等。

荥：指小水成流。“荥”的意思是迂回的小水，像山溪细流。古医书中记载：“水溢为荥，谓十二经脉从指出已，流溢此处，故名为荥。”用以形容位于井穴之后的第二穴。荥穴多位于掌指或跖（脚掌）趾关节之前，象征着气血的微小流动，如肺经的鱼际穴和脾经的大都穴等。

输：指水流渐大可输送、灌注。“输”是灌注的意思，像山泉的瀑布，倾泻而下。《难经》中记载：“五藏输者，三焦行气之所留止。故肺气与三焦之气送致聚于此处，故名为输也。”输穴多位于掌指或跖趾关节之后，如肺经的太渊穴和脾经的太白穴等。

经：指水流行经较直、较长。“经”是主道，像宽广的江河，畅行无阻。《黄帝内经太素》中记载：“经，常也。水大流注，不绝为常。血气流注此，徐行不绝，为之常也。”经穴多位于腕关节、踝关节以上，是气血流经的路径，象征着气血的运行和流通，如肺经的经渠穴和脾经的商丘穴等。

合：指水流汇合深入。“合”喻作江河之水汇入大海。《黄帝内经太素》中记载：“如水出井以至海为合，脉出指井，至此合于本脏之气，故名为合。”合穴多位于肘关节、膝关节附近，象征着气血的汇聚和收纳，如肺经的尺泽穴和脾经的阴陵泉穴等。

五输穴的五行属性

五输穴与五行相配，对应五脏，具有调节气机升降、促进气血流通等特性与功能。根据五行相生相克的理论，五输穴可以用来调节脏腑之间的关系，以达到整体调理的效果。同时，五输穴还可以顺应季节的变化，调节人体的阳气和阴气，以保持身体健康。

五行学说作为中医理论的基石之一，与五输穴有着千丝万缕的联系，形成了独特的五输穴五行配属理论。具体而言，阴经与阳经的五输穴五行配属略有不同。

五输穴子母补泻法

五输穴具有五行属性，《难经》中提出“虚者补其母，实者泻其子”的观点，将五输穴配属五行使用，依照“生我者为母，我生者为子”的原则，虚证用母穴，实证用子穴。

子母补泻法是建立在五输穴的基础上使用的取穴方法，分为本经子母补泻法和他经子母补泻法。

五行之间的关系是木生火、火生土、土生金、金生水、水生木，按照“生我者为母，我生者为子”的原则，木是火之母，是水之子，余者类推。根据“虚则补其母，实则泻其子”原则，若木不足，则补其母（水），若木太过，则泻其子（火）。

五输穴均配有五行属性，按照本经子母补泻法，若一个人脾气虚弱（土不足），则补其母（火），选取脾经上的荥穴（属火）大都穴；若脾气实，则泻其子（金），选取脾经上的经穴（属金）商丘穴。如果用他经子母补泻，若一个人脾气虚弱（土不足），则选择火经荥穴——心经少府穴；若脾气实，则选择金经经穴——肺经经渠穴。

阴经五输穴及其五行属性表

阴经	井穴（木）	荥穴（火）	输穴（土）	经穴（金）	合穴（水）
手太阴肺经	少商穴	鱼际穴	太渊穴	经渠穴	尺泽穴
手厥阴心包经	中冲穴	劳宫穴	大陵穴	间使穴	曲泽穴
手少阴心经	少冲穴	少府穴	神门穴	灵道穴	少海穴
足太阴脾经	隐白穴	大都穴	太白穴	商丘穴	阴陵泉穴
足厥阴肝经	大敦穴	行间穴	太冲穴	中封穴	曲泉穴
足少阴肾经	涌泉穴	然谷穴	太溪穴	复溜穴	阴谷穴

阳经五输穴及其五行属性表

阳经	井穴（金）	荥穴（水）	输穴（木）	经穴（火）	合穴（土）
手阳明大肠经	商阳穴	二间穴	三间穴	阳溪穴	曲池穴
手少阳三焦经	关冲穴	液门穴	中渚穴	支沟穴	天井穴
手太阳小肠经	少泽穴	前谷穴	后溪穴	阳谷穴	小海穴
足阳明胃经	厉兑穴	内庭穴	陷谷穴	解溪穴	足三里穴
足少阳胆经	足窍阴穴	侠溪穴	足临泣穴	阳辅穴	阳陵泉穴
足太阳膀胱经	至阴穴	足通谷穴	束骨穴	昆仑穴	委中穴

五输穴各有所主病症

井主心下满，荥主身热，俞（输）主体重节痛，经主喘咳寒热，合主逆气而泄。

——《难经》

井主心下满：心下满指胃脘部痞满、郁闷之症。五脏六腑的异常皆有可能成为“心下满”的原因，若由脾胃不和引起，可刺激脾经井穴隐白穴、胃经井穴厉兑穴；若由肝气郁结引起，可刺激肝经井穴大敦穴；若由大便不通引起，可刺激大肠经井穴商阳穴。

荥主身热：身热可理解为脏腑内热。如发热、咽喉肿痛，可选肺经荥穴鱼际穴；口疮、小便短赤，可选小肠经荥穴前谷穴；口臭、大便燥结，可选胃经荥穴内庭穴；心烦不眠、五心烦热可选心经荥穴少府穴；牙龈肿痛、眼红赤，可选三焦经荥穴液门穴。各经络的荥穴配合使用，泄热效果更佳。

俞（输）主体重节痛：输穴具有健脾去湿、舒筋活络、祛风止痛的功效。体重节痛是指浑身酸懒，身体倦怠，关节疼痛。如膝关节肿痛、行走困难，可选肝经输穴太冲穴、胆经输穴足临泣穴；上肢关节痛，可选肺经输穴太渊穴、心包经输穴大陵穴；白天倦怠嗜卧、无精打采，可选脾经输穴太白穴、肾经输穴太溪穴；若是感冒引起的肢体酸痛，可选膀胱经输穴束骨穴、胃经输穴陷谷穴。

经主咳喘寒热：经穴有清肺化痰、理气镇咳之效，平日可作为保养肺脏和预防咳喘的要穴。经穴善治咳喘之症，且无论是寒性咳喘、热性咳喘，还是阴虚、发热引起的咳喘，都可选择经穴治疗。《黄帝内经》中记载："五脏六腑皆令人咳，非独肺也。"如外感咳嗽，可选肺经经穴经渠穴、膀胱经经穴昆仑穴；肾虚引起的咳喘，可选肾经经穴复溜穴；肝火旺引起的咳嗽，可选三焦经经穴支沟穴；肺气不足引起的咳喘，可选脾经经穴商丘穴。

合主逆气而泄：《黄帝内经》中记载："邪在腑，取之合。"又说："治腑者治其合。"都是在强调合穴善治脏腑之病。胃气上逆则呕吐，可选胃经合穴足三里穴；胆汁上逆则口苦，可选胆经合穴阳陵泉穴；肺气上逆则咳喘，可选肺经合穴尺泽穴；脾虚则便溏、腹泻，可选脾经合穴阴陵泉穴；肾虚则遗尿、遗精，可选肾经合穴阴谷穴。

项目	井穴	荥穴	输穴	经穴	合穴
分布	手、足末端	掌指或跖趾关节之前	掌指或跖趾关节之后	腕关节、踝关节以上	肘关节、膝关节附近
功能	沟通阴阳、醒脑开窍、泄热回阳	清心安神、清热凉血	健脾和胃、运化水湿	宣肺解表、止咳降气	祛瘀通络
主治	急症、神志病、热病	热病	关节酸痛、脏腑病	寒热病	六腑病变

病在脏者，取之井；病变于色者，取之荥；病时间时甚者，取之输；病变于音者，取之经；经满而血者，病在胃，及以饮食不节得病者，取之于合。

——《黄帝内经》

病在脏者，取之井

井穴有醒脑开窍、宁神泄热及泻实祛邪的作用，可对脏器起到强刺激的效果。其对动脉血管阻塞等病症疗效显著，在急救时，多会用上井穴。比如，脑卒中发作时常刺激井穴，古籍中就提道："凡初中风跌倒，卒暴昏沉痰涎壅盛，不省人事，牙关紧闭，药水不下，急以三棱针刺手指十二井穴，当去恶血，又治一切暴死恶侯，不省人事及绞肠痧，乃起死回生妙诀。"

阴经之井属木，阳经之井属金，木与肝相应，金与肺相应。肝主升发，肺主肃降，肝与肺共司人体气机的升降。且井穴为阴阳两气在四肢末端相互接通转化之处，阳气从四末流注至内脏，阴气从内脏流注至四末。所以针之可通调阴阳逆乱气血，开窍启闭，宣通经气。

在临证选穴时，要注意阳经与阴经的井穴作用是有区别的，阳经井穴可泻实祛邪，阴经井穴可行气活血、补虚。元代医家罗天益在《卫生宝鉴》中倡用一种"大接经法"，并用十二井穴治疗中风。如在少商穴、商阳穴放血可治疗咽喉肿痛、牙痛、脑卒中；针刺中冲穴、少冲穴，可清心开窍；涌泉穴善治各种厥逆及痫症；饮食失调导致的睡眠障碍，可取厉兑穴、隐白穴，以发挥安神作用。

病在色者，取之荥

中医学说认为，青色为肝，红色为心，黄色为脾，白色为肺，黑色为肾。如病变表现于皮肤颜色上，选取穴位的时候则可以用荥穴。

阴经荥穴属火，阳经荥穴属水，《类经》中记载："水火失其和，则为寒为热。"火性热，水性寒，赤主热，白主寒，荥穴具有双向调节作用，既可清热又可温阳。热有实热、虚热之别，五脏失调多表现为虚证，六腑失调多表现为实证。大体上实热用阳经荥穴，如胃经荥穴内庭穴可清泻胃热，大肠经荥穴二间穴可用于肺热咳嗽和颊赤。虚热用阴经的荥穴，如肝经荥穴行间穴善治肝阳上亢之面红。外感发热"井""荥"合用，以手三阳经荥穴为主，一般采取放血疗法，可清脏腑热。古代文献中早有将荥穴用于治疗"病变于色者"的记载，如《百症赋》所载的用心包经荥穴劳宫穴治疗身目俱黄的黄疸。另外肺经荥穴鱼际穴也可用于色诊，见于《黄帝内经》："胃中寒，手鱼之络多青矣；胃中有热，鱼际络赤。"

综上所述，中医依据"五色对应五脏"的理论体系，把皮肤色泽变化和脏腑功能相联系，并运用荥穴开展针对性治疗。这种"以色辨症，以穴调经"的诊疗模式，既体现了《黄帝内经》"有诸内必形诸外"的整体观念，又突出了荥穴"寒热双向调节"的特点。

病在时者，取之输

《黄帝内经》中记载："病时间时甚者，取之输。"输穴有益气化湿之功，善治中满、倦怠、溏泄、疼痛之疾，对于阵发性的神经痛及间歇性的发热也有效，所谓"时间时甚"就是有时间歇，有时严重。宜配合时间流注应用，取发作时间所属经络之输穴治疗。例如，每天在肝经当令的时间(1:00~3:00)发作，即取肝经输穴太冲穴治疗，在胃经当令的时间(7:00~9:00)发作，即取胃经输穴陷谷穴治疗，其他类推。下面就输穴治痛简单举例。

肺经输穴太渊穴治感冒（病位属肺）且伴有身体沉重（湿邪致病，属土）及疼痛甚效。

大肠经输穴三间穴对于大肠经之痛证甚有疗效，治三叉神经痛、目痛、头痛疗效甚佳，还能缓解腹痛、腰痛、坐骨神经痛、心口痛、五十肩等。

陷谷穴为胃经输穴，能调理肝脾，治肝脾不和之病，对本经所过之处的各种疼痛皆有疗效，常用于治疗太阳穴附近的偏头痛，见效迅速，治胃痛亦甚效。

小肠经输穴后溪穴治腰痛及落枕甚效，治颈椎病、急性闪腰岔气、腰椎病及太阳经坐骨神经痛、三叉神经痛皆颇效。

膀胱经输穴束骨穴治疗枕部疼痛、颠顶痛效果显著，对腰、背（肩胛内缘）、股腿等膀胱经所过处之疼痛亦皆有效。

心包经输穴大陵穴善治急性胃炎、胸痛，临床还可治腕关节炎。

胆经输穴足临泣穴对胆经循行部位疼痛皆有疗效，为治疗眼科疾病的要穴，也是治疗子宫、胃、胆等痛证的有效腧穴。

肝经输穴太冲穴可缓解血管性头痛及颠顶痛，对风火牙痛、虚火牙痛、颞颌关节痛、手连肩痛、胃痛、胆囊炎、胆石症、疝气、妇女痛经等皆有疗效，又因肝经穿过喉咙深处，故治喉痛有特效。

各经当令时间及其输穴对照表

时间	经脉	输穴
23:00~1:00	足少阳胆经	足临泣穴
1:00~3:00	足厥阴肝经	太冲穴
3:00~5:00	手太阴肺经	太渊穴
5:00~7:00	手阳明大肠经	三间穴
7:00~9:00	足阳明胃经	陷谷穴
9:00~11:00	足太阴脾经	太白穴
11:00~13:00	手少阴心经	神门穴
13:00~15:00	手太阳小肠经	后溪穴
15:00~17:00	足太阳膀胱经	束骨穴
17:00~19:00	足少阴肾经	太溪穴
19:00~21:00	手厥阴心包经	大陵穴
21:00~23:00	手少阳三焦经	中渚穴

病在音者，取之经

《黄帝内经》中说："病变于音者，取之经。"经穴能温通经络、疏散风寒，对于病变导致声音失常之症状，有一定疗效，对于各经病变累及某一器官以致功能失调者也适用。

肺经经穴经渠穴能治喘咳，又因脾经连舌下，故脾经经穴商丘穴，能治舌本强痛。

胃经经穴解溪穴配商丘穴、丘墟穴可治脚背痛、足踝肿痛、脚踝扭伤，亦可治手腕挫伤。商丘穴可治局部病，对足关节扭挫伤、关节炎等有效。

膀胱经经穴昆仑穴可治枕部疼痛、眉棱骨痛，亦可治目痛、落枕、腰背痛等。另外，昆仑穴治牙痛甚效，尤其善治肾火上炎之牙痛。

肾经经穴复溜穴善治急慢性腰痛，除了肾亏腰痛，对闪挫岔气亦有疗效。

心包经经穴间使穴治心痛、狭心症有效，配内关穴可治心经循行部位之坐骨神经痛、大腿后正中央痛、胸闷、胸痛。

三焦经经穴支沟穴可治胸脘痞闷、胁肋疼痛、肋间神经痛、急性腰扭伤、腰痛。以本穴配外关，可缓解坐骨神经痛。

病在饮食者，取之合

《难经》中记载：“合主逆气而泄。”每个脏腑皆有其逆气之病，肝气上逆则肝阳上亢，肺气上逆则气喘、咳嗽，胃气上逆则便秘、呕吐，脾气上逆则呃逆、腹胀，肾气上逆则小便不通等，出现上述症状，可取本经合穴治疗，也可取相关合穴。例如，胃痛取胃经合穴足三里穴，肝阳上亢引发头痛，可取胆经合穴阳陵泉穴（肝胆表里）、大肠经合穴曲池穴（肝与大肠通）等。

“饮食不节得病者，取之于合”，消化系统疾病多取足三里、曲池、阴陵泉等合穴。对尺泽穴、委中穴、足三里穴刺血可治饮食不节、急性胃肠病变。

“经满而血者……取之于合”是说经络有瘀血，可在本经合穴刺血，如委中、尺泽、曲泽、足三里等合穴都是刺血常用穴位，常用来疏通本经瘀血。久痛多有瘀血，故合穴也可治痛证。

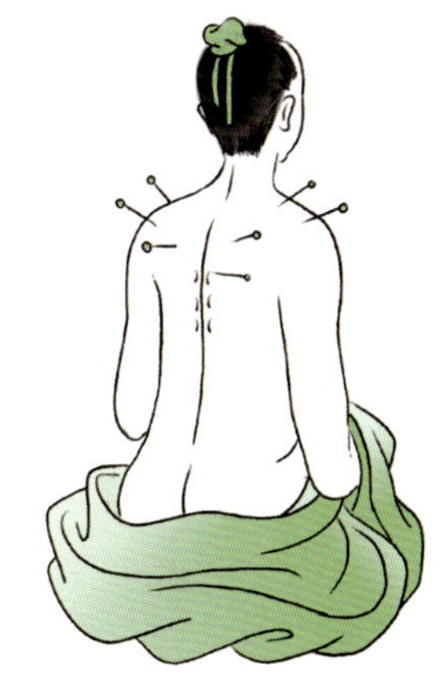

古人善用针灸祛病疗疾。

独穴保健，调理亚健康

很多年轻人总是睡不醒、没精打采；中年人常感颈肩酸痛、头晕眼花；老年人常心中憋闷、头脑犯晕。这些都是我们常说的身体“亚健康”状态。我们可以通过刺激身体上的特定穴位，调和气血、疏通经络，从而达到预防疾病、增强体质、改善亚健康状态的目的。

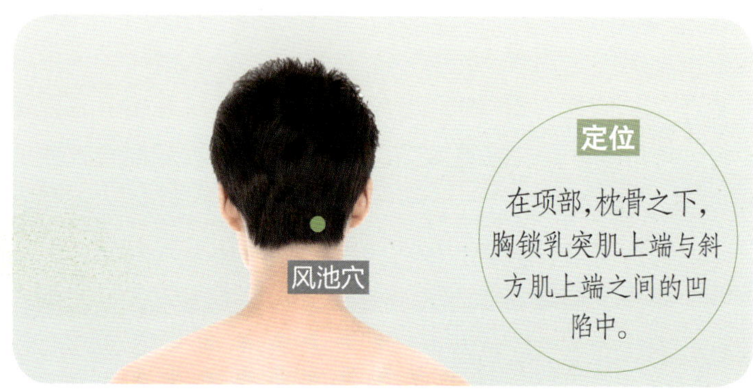

改善失眠多梦：风池穴

风池穴是用来改善失眠的常用穴位，尤其适用于肝阳上亢、痰热上扰或颈椎病继发的失眠类型，操作时宜采用中等强度刺激。

配伍穴位

神门穴
大陵穴
内关穴

风池穴

针刺

毫针向鼻尖方向斜刺，初始刺入0.5寸，缓慢进针至0.8~1寸，以得气为度，不强求深度，小幅度捻转10~15秒，酸胀感轻微扩散至头顶即可，留针15~20分钟，期间行针1次。

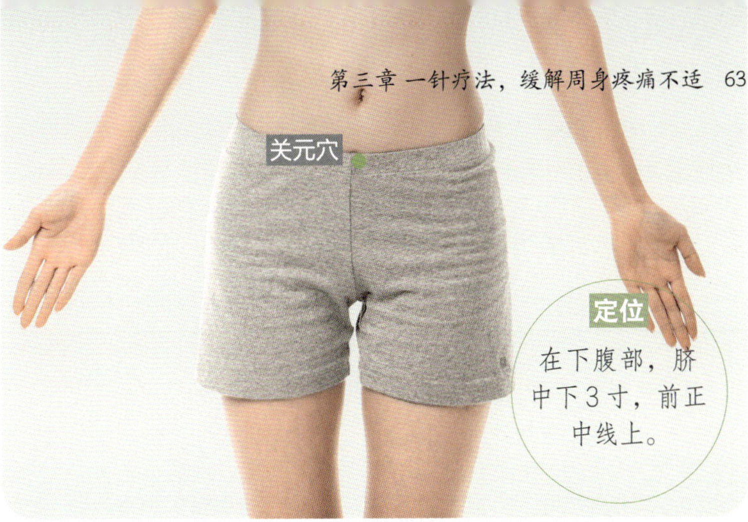

关元穴

定位

在下腹部，脐中下3寸，前正中线上。

身体疲劳乏力：关元穴

关元穴是小肠的募穴，是任脉与足三阴经交会之处，乃先天元气闭藏之门户，是强壮保健的要穴，具有补肾培元、温阳固脱的功效。经常刺激关元穴可以温补肾阳、祛病养生。

配伍穴位

足三里穴
承山穴
合谷穴
涌泉穴

关元穴

针刺

直刺关元穴0.8~1.3寸，留针15~20分钟，其间可行针1次，以增强疗效，针后可加灸。

艾灸

用艾条温和灸关元穴5~10分钟，一天1次。也可以用艾炷隔姜灸。

神经衰弱：百会穴

百会穴为诸阳之会，具有醒神开窍、提升阳气之效。百会穴位于颠顶，为手足三阳经与督脉之会，可疏风散热、升阳益气。

百会穴

定位： 在头部，前发际正中直上5寸。

针刺： 平刺百会穴0.5~0.8寸，在局部施加捻转补法约1分钟，留针20分钟。

按摩： 以一只手的中指或食指附于百会穴上，先由轻渐重地按3~5下，然后再按照顺时针、逆时针方向各旋转按揉3~5分钟。

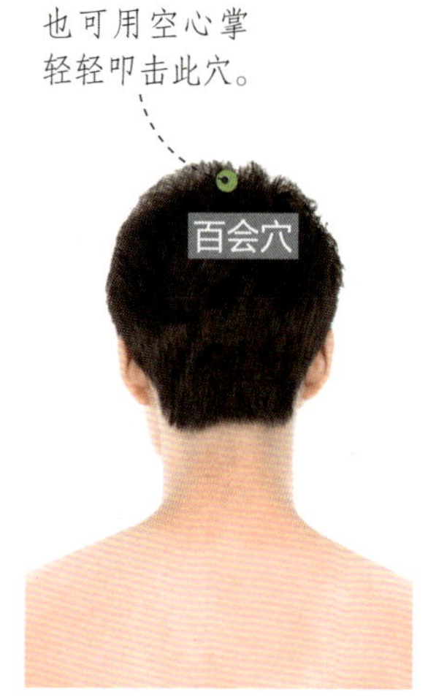

温馨提示

有研究表明，人体缺锌和铜是导致神经衰弱的主要原因之一，因此神经衰弱者应适当吃一些富含锌、铜的食物，如牡蛎、扇贝、猪肝、腰果等。

日常保健强身：足三里穴

中医认为，足三里穴是非常重要的一个穴位，属于足阳明胃经，有强身健体、增强免疫力、延缓衰老的功效。历代医家均将此穴列为保健强身第一穴。

足三里穴

定位： 在小腿外侧，犊鼻穴下3寸，犊鼻穴与解溪穴连线上。

针刺： 直刺足三里穴，进针0.6~1.3寸，酸胀感向下扩散到足背，或向上扩散到膝，留针20分钟。

按摩： 用拇指或中指按压足三里穴，每穴按压5~10分钟。

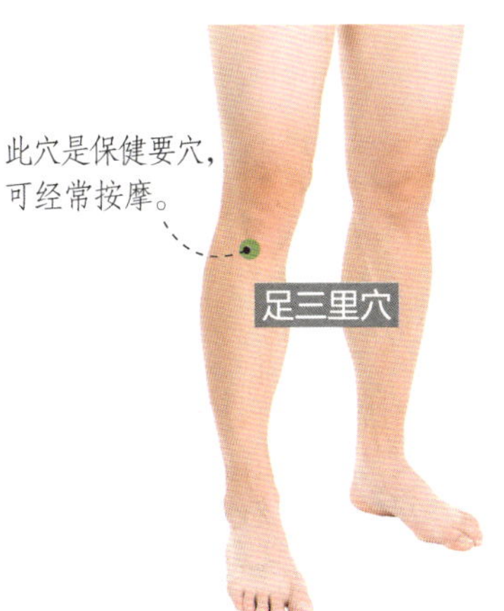

涌泉穴也是人体长寿大穴

涌泉穴有滋阴益肾、益精填髓、舒筋活络的功效，还可以促进下肢血液循环，御寒暖体，缓解肌肉紧张及疲劳。可在每晚睡前或泡脚后搓擦涌泉穴至脚心发热。

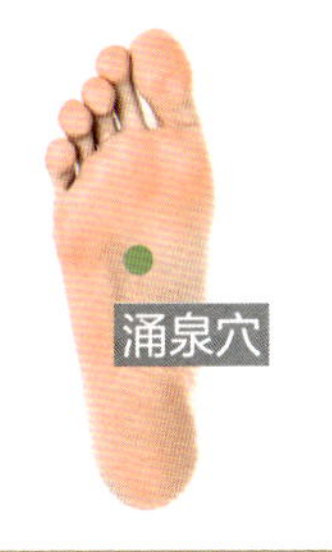

缓解眼睛干涩：光明穴

光明穴为足少阳胆经的络穴，是胆经气血转输枢纽，具有清肝明目、舒筋活络之效，可改善肝火上炎所致目赤肿痛，缓解视疲劳及干涩症状。

光明穴

定位： 在小腿外侧，外踝尖上5寸，腓骨前缘。

针刺： 直刺光明穴，进针0.5~0.8寸，针刺时会感到局部酸胀，针感传至膝关节及足背外侧，留针20分钟。

按摩： 用食指或中指指腹按在光明穴上，保持5~6秒后松开，间隔2~3秒后再进行点按，每次点按5~10分钟。

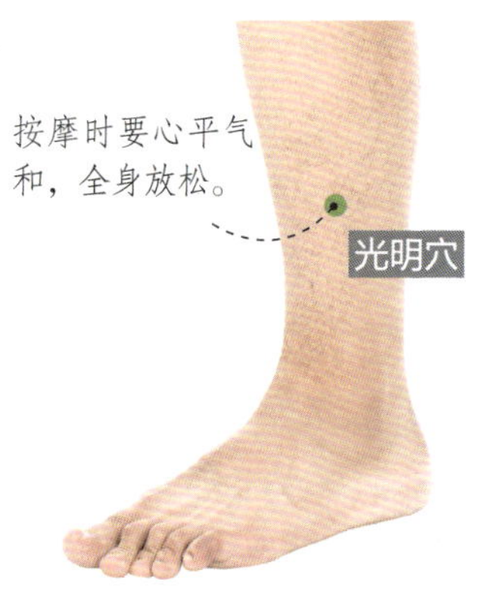

小贴士

通过主动眨眼，可将泪液均匀涂布于眼表，形成泪膜；定向眼球运动可刺激泪液分泌并改善眼周血液循环。经常做这两个动作能有效维持眼球湿润，预防干眼症。

理气疏肝又解郁：太冲穴

中医常说“肝主疏泄”，而太冲穴作为肝经的原穴，是调控肝经气血的关键节点。刺激太冲穴，可以很好地疏解肝气，缓解肝气郁结导致的胸闷、胁痛等症状，让人的心情更加舒畅。

太冲穴

定位：在足背，第1、2跖骨间，跖骨底结合部前方凹陷中，或触及动脉搏动。

针刺：直刺太冲穴0.5~1寸，使针感向足底放射，留针20分钟。

按摩：用手指按揉太冲穴1~3分钟，力度以有酸胀感为宜。

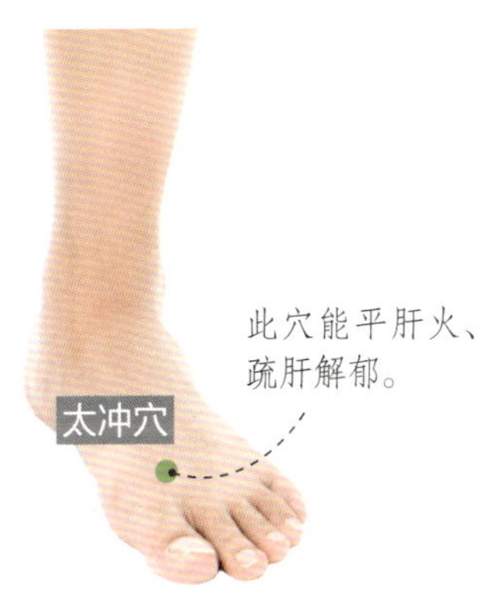

小贴士

常喝玫瑰花茶有助于缓解疲劳、舒畅心情、解郁安神、健脾养肝，对于肝郁气滞型胸痛、胃痛也有不错的缓解效果。

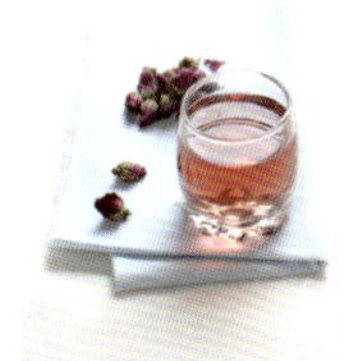

改善“鼠标手”：阳池穴

“鼠标手”的正式名称为“腕管综合征”，在上班族中较常见，主要症状是手腕酸痛、麻木，以及手指僵硬、运动不灵活。刺激阳池穴可以疏通局部经络，使气血能够更好地濡养手部组织，非常适用于缓解“鼠标手”的症状。

阳池穴

定位： 在腕后侧，腕背侧远端横纹上，指伸肌腱的尺侧缘凹陷中。

针刺： 向左或向右平刺阳池穴0.3~0.5寸，针感可扩散至整个腕部，留针20分钟。

按摩： 用拇指按揉阳池穴5~10分钟，不宜过重，以产生酸胀感为宜。

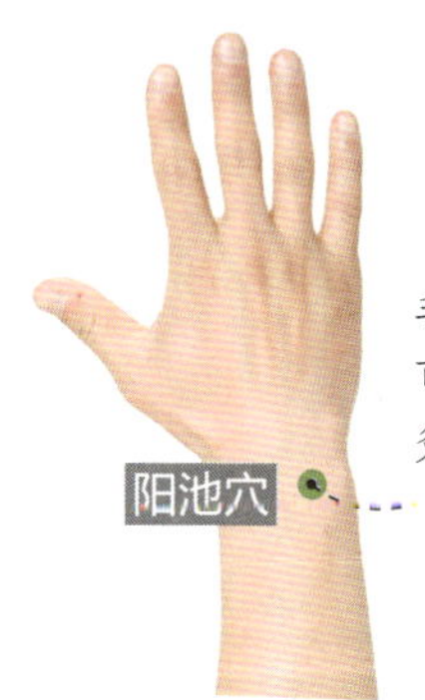

配穴：阳溪穴

定位： 在腕后外侧，腕背侧远端横纹桡侧，桡骨茎突远端，解剖学“鼻烟窝”凹陷中。

针刺： 直刺阳溪穴0.5~0.8寸，局部有酸胀感，采用平补平泻法或捻转补泻法，留针15分钟。

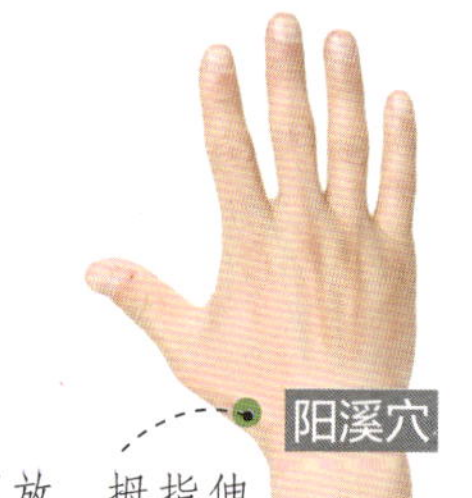

配穴：孔最穴

定位： 在前臂前外侧，腕掌侧远端横纹上7寸，尺泽穴与太渊穴连线上。

针刺： 直刺孔最穴0.5~0.8寸，局部有酸胀、沉重感，针感向前臂放射，留针15分钟。

艾灸： 将艾条点燃，对准孔最穴，在距离皮肤2~3厘米处进行艾灸，每次灸10~15分钟。

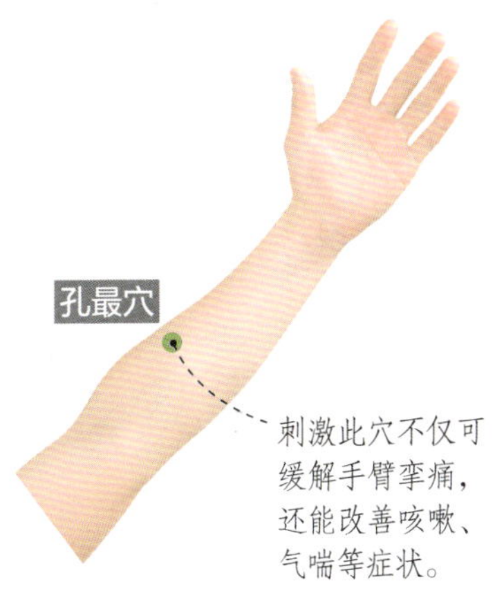

“鼠标手”的护理

1 热敷：用温热毛巾或者热敷袋敷在手腕部位，每次敷15~20分钟，能够缓解手部疼痛和僵硬的情况。

2 多做伸展运动：如腕关节伸展、腕关节屈曲和手指伸展等，可以有效地活动关节，缓解不适。

拯救“网球肘”：曲池穴

“网球肘”是以肘部疼痛、关节活动障碍为主症的疾病。一般起病缓慢，常反复发作，无明显外伤史，常见于频繁旋转前臂和屈伸肘关节的人群。曲池穴是手阳明大肠经的合穴，具有行气活血、舒筋通络的作用，可缓解肘关节疼痛及活动受限的情况。

曲池穴

定位：在肘外侧，尺泽穴与肱骨外上髁连线的中点处。

针刺：用毫针直刺曲池穴0.5~1.2寸，得气后，行提插捻转泻法，留针20分钟，留针期间可行艾灸。

艾灸：用艾条温和灸曲池穴10~15分钟，以局部红晕为度，也可用艾炷隔姜灸5~7壮。

屈肘成直角，肘弯横纹尽头处即是。

曲池穴

配穴：肘髎穴、手三里穴

定位：肘髎穴在肘后外侧，肱骨外上髁上缘，髁上嵴的前缘。手三里穴在前臂后外侧，肘横纹下2寸，阳溪穴与曲池穴连线上。

针刺：用毫针直刺肘髎穴、手三里穴0.5~0.8寸，局部有酸胀感，针感可向前臂放射，留针15分钟。

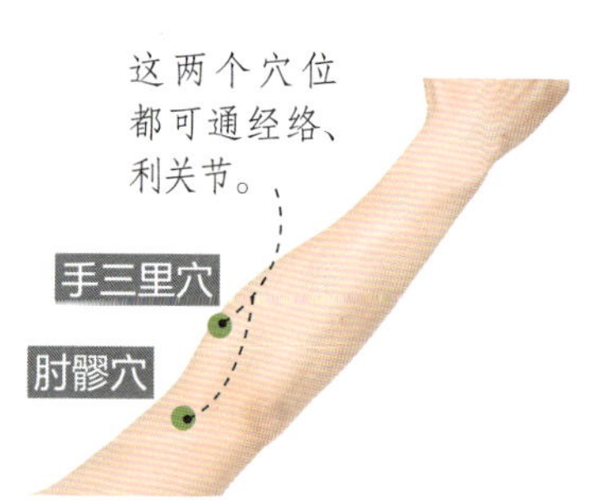

配穴：合谷穴

定位： 在手背，第1掌骨和第2掌骨之间，约平第2掌骨桡侧的中点。

针刺： 直刺合谷穴0.5~0.8寸，针刺时手呈半握拳状，局部有酸胀感，针感向指端放射，留针15分钟。

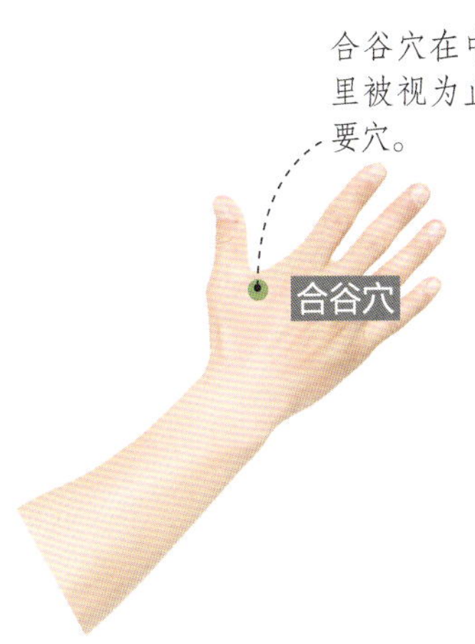

“网球肘”的养护

1 冰敷：在急性发作期，疼痛明显时，用毛巾包裹冰块，敷于肘关节外侧，进行局部冰敷，每天冰敷3次，每次10~15分钟。

2 牵拉练习：手臂自然下垂，肘部伸直，向外旋转肘关节并用力屈腕，以肘关节外侧产生牵拉感或轻微疼痛为度。保持牵拉状态15~20秒，重复3~5次。

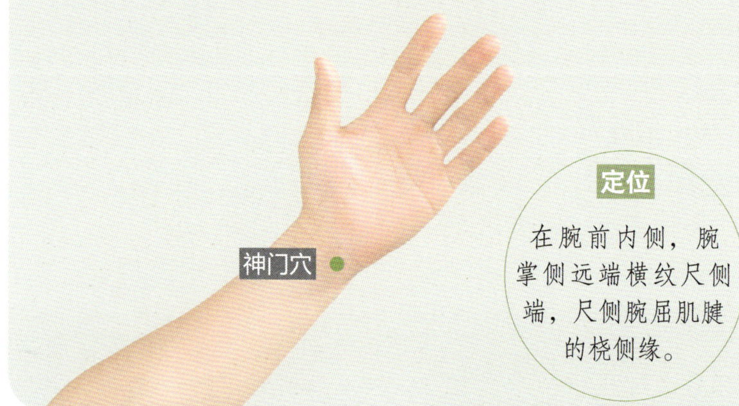

安心宁神效果好：神门穴

神门穴是心神出入之门户，是身体自带的安神“按钮”。它是手少阴心经的原穴，主要功效在于补益心气、安神定志，能够有效缓解与心神不宁、心气不足相关的症状。

内关穴
劳宫穴

配伍穴位

神门穴

针刺

直刺神门穴0.3~0.5寸，局部酸胀，有麻电感向指端放射，或向肘部平刺0.8~1.2寸透灵道穴，留针15~20分钟。

按摩

用拇指指尖用力掐按对侧神门穴，每次约1分钟，左右手交替进行，以产生酸胀感为佳。

命门穴

定位

在腰部，第2腰椎棘突下凹陷中，后正中线上。

补肾助阳：命门穴

命门穴属于督脉，位于腰部，与肾脏紧密相关。中医认为命门穴是肾脏气血汇集背部的腧穴，腰为肾之府，督脉起于胞中，贯脊属肾，是以此穴具有强腰膝、补肾阳的作用。

配伍穴位

足三里穴
至阳穴

命门穴

针刺

向上斜刺命门穴0.5~0.8寸，以有酸胀感为宜，留针15分钟。针刺后可进行艾灸，以增强效果。

艾灸

用艾条温和灸命门穴10~15分钟，至皮肤产生红晕。

强健腰腿：阳陵泉穴

阳陵泉穴是足少阳胆经的合穴，是胆的下合穴，还是筋之会穴，属于八会穴之一，凡是筋骨连接的关节出现不适，如腰椎、膝盖、脚踝等部位，都可以选用阳陵泉穴进行调理。

阳陵泉穴

定位： 在小腿外侧，腓骨头前下方凹陷中。

针刺： 直刺或向下斜刺阳陵泉穴0.6~1.2寸，局部有酸胀感，并有麻电感向下放射，留针20分钟。

艾灸： 用艾条温和灸阳陵泉穴10~20分钟，隔2~3天灸1次。

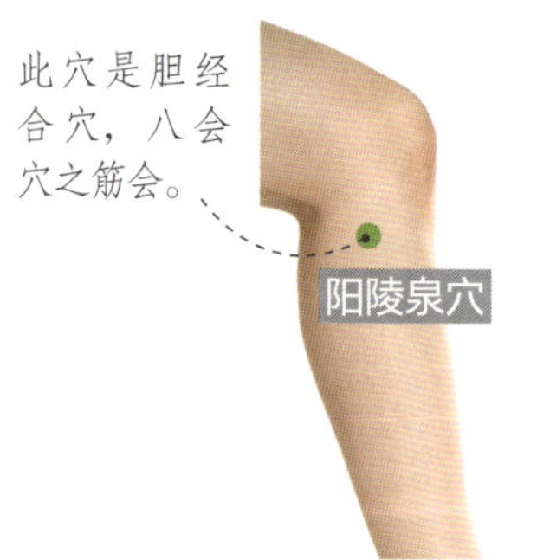

配穴：肾俞穴

定位： 在腰部，第2腰椎棘突下，后正中线旁开1.5寸。

针刺： 直刺肾俞穴0.7~1寸，进针后采取上提下插的动作，保持针身垂直，频率适中。针刺时应注意不宜过深。

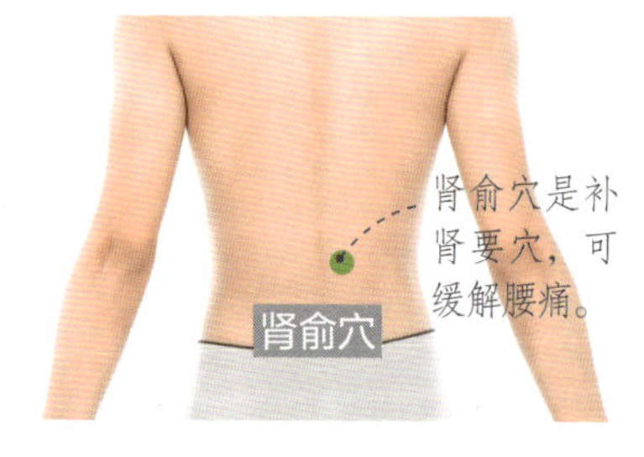

配穴：环跳穴

定位： 在臀区，股骨大转子最凸点与骶管裂孔连线的外1/3与内2/3交点处。

针刺： 针尖略向下方斜刺环跳穴2~2.5寸，局部酸胀，有麻电感向下肢放射，留针15分钟。

艾灸： 用艾条温和灸环跳穴15~20分钟，以穴位处皮肤温热，但无明显的灼痛感为度。

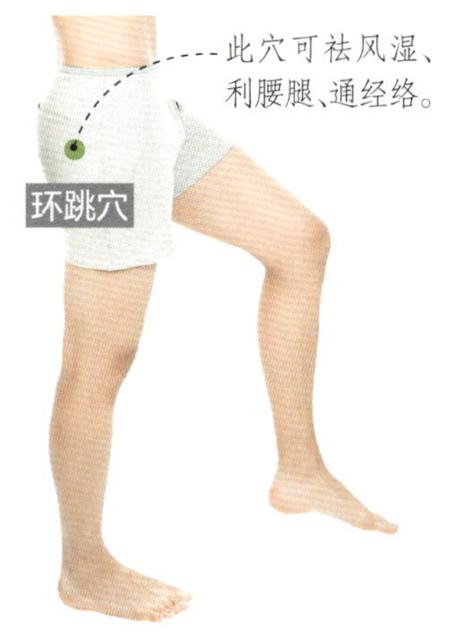

这些动作，可强腰健腿

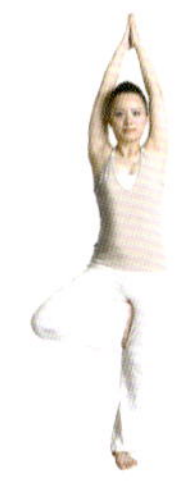

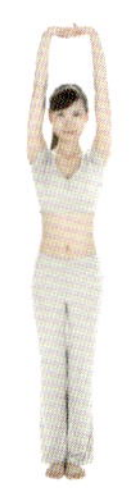

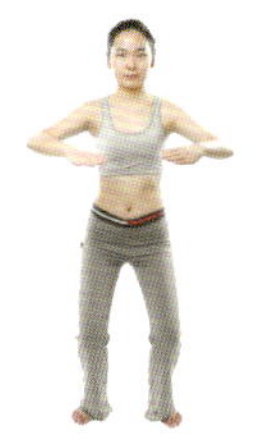

1 金鸡独立：单腿站立，双手合十举过头顶，左右腿交替，注意保持平衡，每天练习2~3次，时长视身体情况而定。

2 摩天式：站立时双腿并拢，深吸一口气，双臂举过头顶并十指交叉，保持8~10个呼吸周期，即可复原，每天可多次练习。

3 站桩：双脚与肩同宽，保持膝盖略微弯曲，双手抬至胸前，手指微张，双手相距20厘米，环抱成半圆形，注意手高不过肩，低不过脐，保持2~3分钟。

改善腹胀、食欲不振：三焦俞穴

三焦俞穴乃水火气机升降的枢纽，与三焦的功能紧密相关。中医认为三焦是水火气机运行的通道，三焦通道不利时，水液代谢失常，水液停聚于脾胃，会导致脾胃气机不畅，进而出现不思饮食、腹胀等症状。刺激此穴可以促进水液的正常代谢，恢复脾胃气机，从而缓解腹胀。

三焦俞穴

定位： 在腰部，第1腰椎棘突下，后正中线旁开1.5寸。

针刺： 用毫针直刺三焦俞穴0.6~0.8寸，局部有酸胀感，使针感向腰部及腹部放射，留针15分钟。

艾灸： 艾炷灸5~7壮或用艾条灸10~15分钟。

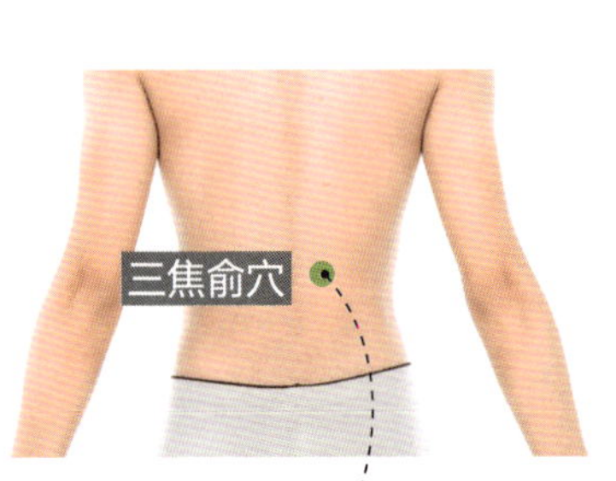

本穴为三焦之气输转之处，是治三焦疾患的重要腧穴。

配穴：气海穴

定位： 在下腹部，脐中下1.5寸，前正中线上。

针刺： 用毫针直刺气海穴0.8~1.3寸，在进针时，针尖微微向下倾斜，使针感放射至会阴部，留针15分钟。

艾灸： 艾炷灸5~7壮或艾条灸15~30分钟。

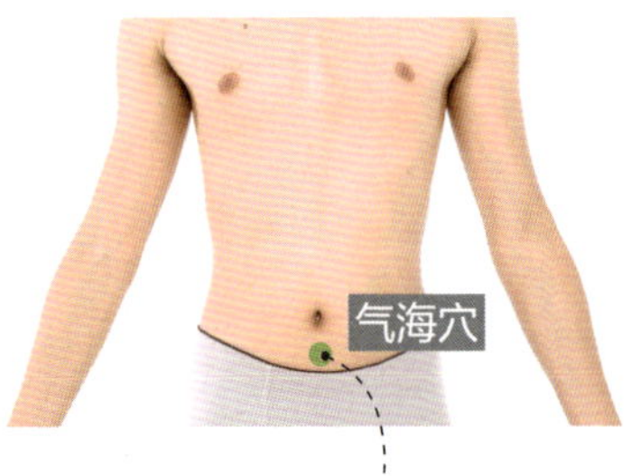

孕妇慎用气海穴。

配穴：足三里穴

定位：在小腿外侧，犊鼻穴下3寸，犊鼻穴与解溪穴连线上。

拔罐：将罐吸附在穴位上，留罐5~10分钟。

刮痧：用面刮法刮拭足三里穴3~5分钟，以皮肤潮红发热为度，力度宜适中，刮痧前在对应穴位处涂抹适量刮痧油。

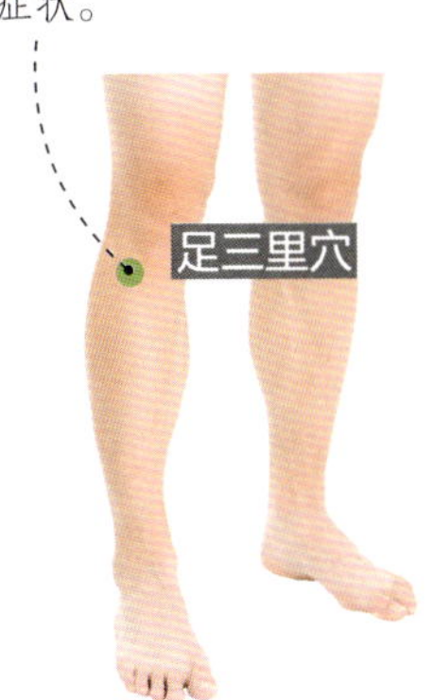

腹胀、食欲不振怎么办

1 饮食调整：每餐半饱即可，避免食用油腻食物，选择易消化的食物，如稀饭、馒头、肉末粥、鸡蛋面、馄饨等。吃饭时要注意细嚼慢咽，避免食用产气食物。

2 情绪调节：紧张、焦虑、悲伤等不良情绪，也会在一定程度上影响消化功能，进而导致胃肠蠕动减弱，使得部分食物长时间堆积在消化道中，不断发酵，从而引起腹胀。出现负面情绪时，可以通过冥想、深呼吸或听轻音乐等方式来帮助放松心情。

3 适当运动：进行适当的运动，如散步、慢跑等，可以促进胃肠蠕动，缓解腹胀，增加食欲。

健脾养胃：中脘穴

中脘穴是胃之募穴，亦是八会穴之一的腑会，属于任脉，是胃经的精气汇聚点。具有理气止痛、消积化滞的功效，主治各种胃腑疾病。

中脘穴

定位：在上腹部，脐中上4寸，前正中线上。

针刺：用毫针直刺中脘穴0.8~1.3寸，施以呼吸补泻或提插补泻法1分钟，留针15分钟。

按摩：用拇指或中指轻轻按住中脘穴，先顺时针方向按揉2~3分钟，再逆时针方向按揉2~3分钟，力度适中，以感到酸胀为宜。

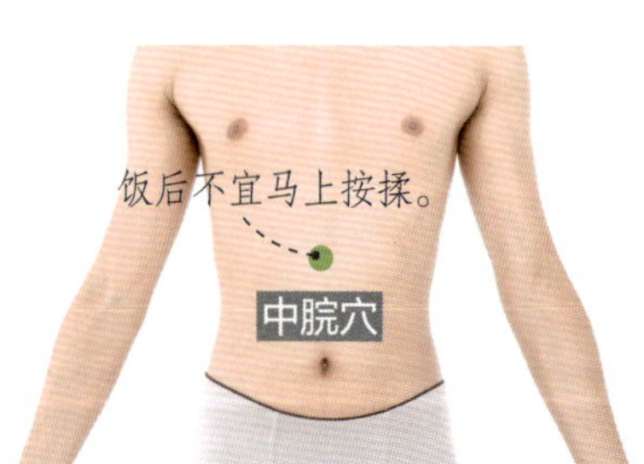

配穴：腹哀穴

定位：在上腹部，脐中上3寸，前正中线旁开4寸。

针刺：用毫针斜刺腹哀穴0.5~0.8寸，局部会有酸胀感，针感向腹部放射，留针15分钟。

按摩：将拇指指腹按压在腹哀穴上，以穴位为中心进行旋转按揉，每次按揉3~5分钟，每天早晚各按揉1次。

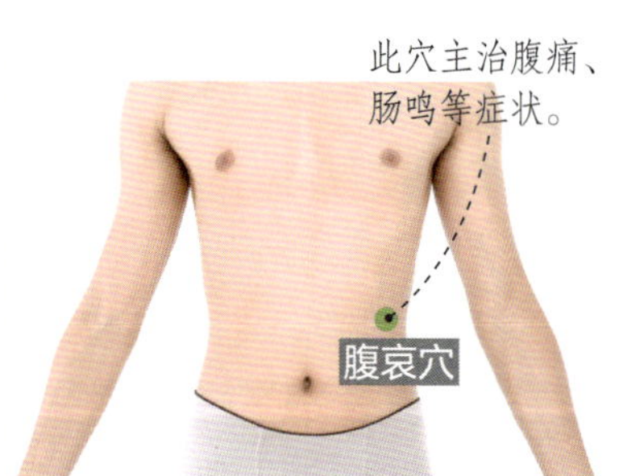

配穴：鸠尾穴

定位： 在上腹部，剑突尖下1寸，前正中线上。

针刺： 针尖略向下斜刺鸠尾穴0.5寸，局部产生酸胀的感觉，并向周围扩散，留针15分钟。

按摩： 将食指、中指并拢，用指尖按揉鸠尾穴，保持一定的力量进行旋转按揉，每次按揉3~5分钟。

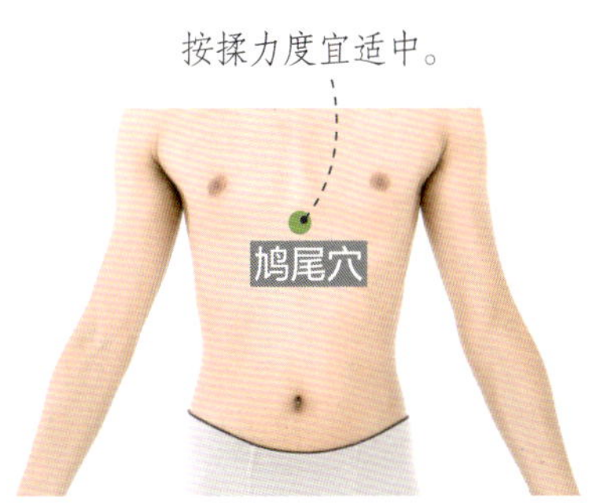

脾胃虚弱的表现

1 消化不良：脾胃虚弱常见的症状之一是消化不良，继而引发胃胀、腹胀、便秘、食欲不振等症状。

2 睡觉流口水：中医认为，脾在液为涎，涎就是口水，正常情况下，口水会上行于口但又不会溢出口外，如果脾胃失和或脾气失摄，就会导致涎液异常增多，甚至在睡觉时流出口外。

3 虚弱乏力：脾气虚弱时，体内的水湿不能很好地代谢出体外，人体受湿气影响，会感觉困倦无力，懒得动弹，甚至觉得头脑昏沉，整日精神不振。

丰隆穴

定位

在小腿外侧，外踝尖上8寸，胫骨前肌的外缘。

祛痰化湿：丰隆穴

《玉龙歌》上记载："痰多宜向丰隆寻。"丰隆穴为足阳明胃经的络穴，本经具有多气多血的特点，丰隆穴从阳络阴，能疏通表里两经之气血，即"一络通二经"，因此它既可健胃，又可运脾，有助于脾运化水湿的功能恢复正常，使痰湿得化。

配伍穴位

肺俞穴
水突穴

丰隆穴

痰多湿重的症状

常表现为舌苔厚腻、体形肥胖、腹部肥满、胸闷、痰多、容易困倦、身重不爽等。

针刺

垂直进针，迅速刺入皮下，进针深度为0.5~1.2寸，针下产生沉、涩、紧感，则为得气，得气后施以徐而重之手法，使针感传至足部，留针30分钟。

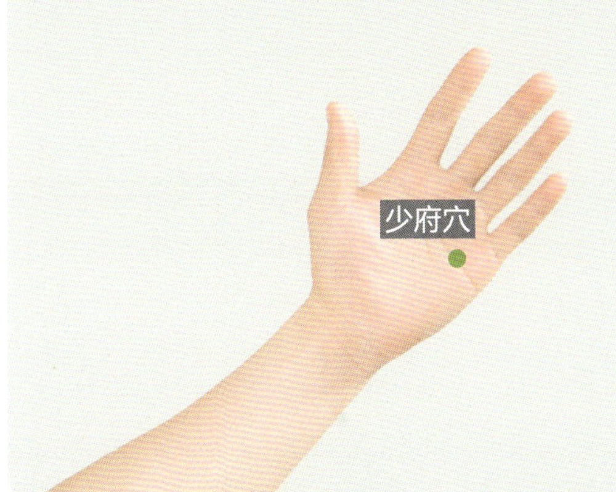

定位

在手掌，横平第5掌指关节近端，第4、5掌骨之间。

清心泻火：少府穴

少府穴是手少阴心经的荥穴，荥穴主身热，可以滋阴降火，因此该穴具有清心泄热的功效。对于心火过旺所引起的口舌生疮、夜不能寐、面红目赤、小便黄赤等症状，按摩或针灸少府穴都能起到很好的缓解作用。

配伍穴位

神门穴
内关穴
少冲穴

少府穴

心火旺的症状

常见症状有口舌生疮、心烦失眠、尿黄、便秘、面色发红等。

针刺

直刺少府穴0.3~0.5寸，局部胀痛向肘部或小指放射，留针15分钟。

按摩

用拇指弹拨少府穴片刻、然后松开，反复10~15次。

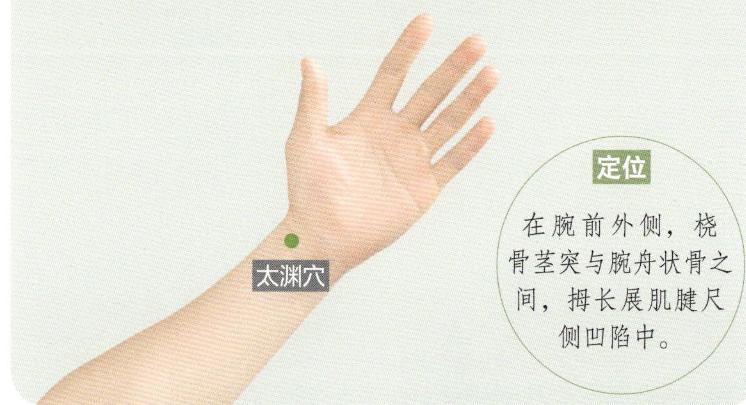

补肺益气：太渊穴

太渊穴属于手太阴肺经，是肺经之原穴，与肺相通，能够调节肺气的升降，补益肺气的虚损，对于胸闷、气喘、气短等症状，有很好的缓解作用。

太渊穴

针刺

直刺太渊穴 0.3~0.5 寸，避开桡动脉，局部有酸胀感。

按摩

用拇指或食指指腹按压太渊穴，力度要适中，每次按压 5 秒左右，然后松开，重复 10 次，早晚各做 1 次。

配伍穴位

中府穴
尺泽穴
鱼际穴

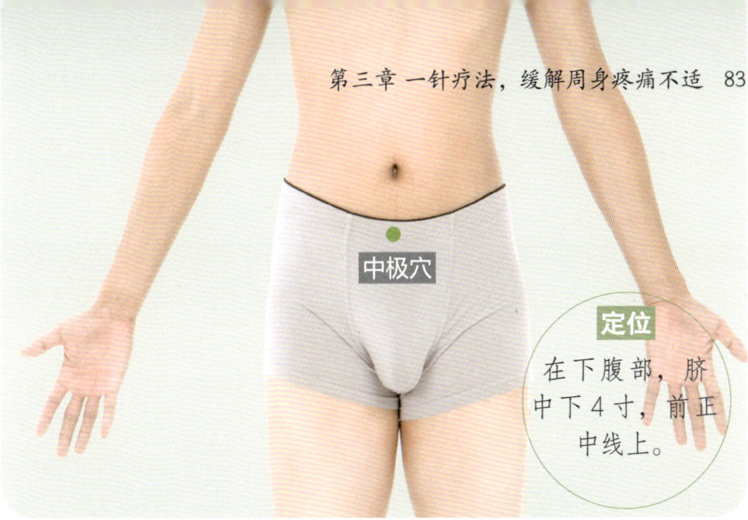

中极穴

定位

在下腹部，脐中下4寸，前正中线上。

尿频尿痛：中极穴

中极穴是膀胱之募穴，膀胱之气于此结聚，能够用于改善膀胱功能，具有调理下焦、温肾助阳、调经止带的作用，常用于改善尿频、尿失禁等膀胱病症。

配伍穴位

关元穴
气海穴
天枢穴
足三里穴

中极穴

针刺

直刺中极穴0.8~1.2寸，平补平泻法，均匀提插捻转，留针15~20分钟。针刺前需要排尽小便。

按摩

用中指指腹压在穴位上，按揉中极穴，用力可稍重，以产生酸胀感为宜，每次1~3分钟。

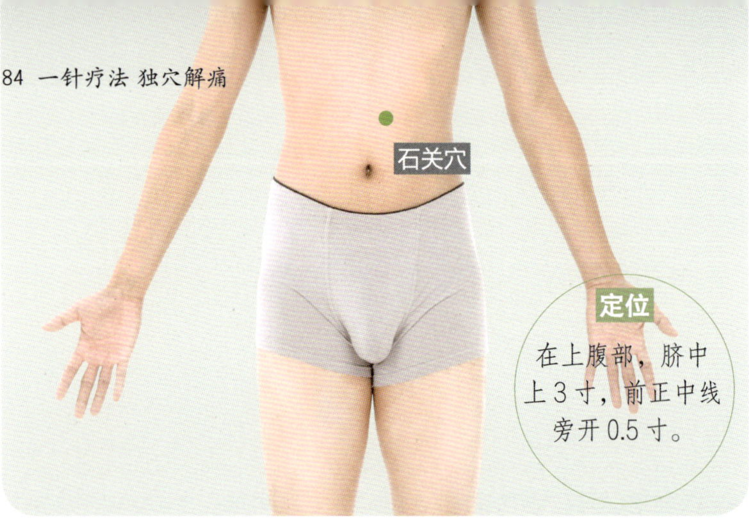

石关穴

定位

在上腹部，脐中上3寸，前正中线旁开0.5寸。

脾胃虚寒：石关穴

石关穴属足少阴肾经，为冲脉与足少阴肾经之交会穴，具有温经散寒、调理气血、降逆止呕的功效，对改善脾胃虚寒证有很好的效果。

配伍穴位

中脘穴
神阙穴
关元穴

石关穴

针刺

直刺石关穴0.8~1.2寸，针刺得气后，通过提插捻转等手法，使针感向四周扩散，留针15~20分钟。

艾灸

艾炷灸或艾条温灸，艾炷灸3~5壮，艾条温和灸10~15分钟。

按摩

两手中指指腹相叠，按压石关穴，力度可稍重，以有酸胀感为宜，每次按压3~5分钟。

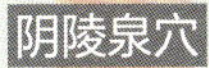

定位

在小腿内侧，由胫骨内侧髁下缘与胫骨内侧缘形成的凹陷中。

手脚冰凉：阴陵泉穴

阴陵泉穴是脾经水湿之气聚集之处，如果寒湿积滞身体，容易出现手脚冰凉的情况，还有可能出现消化问题。刺激阴陵泉穴，有助于祛除体内的寒湿之气，使四肢变暖。

配伍穴位

涌泉穴
阳池穴
足三里穴

阴陵泉穴

针刺

直刺阴陵泉穴 1~2 寸，局部酸胀，可放射至足背部，留针 20~30 分钟。

艾灸

艾条点燃后放于穴位上方约 3 厘米处，使局部有温热感而无灼痛感，每次灸 10~15 分钟。

拔罐

将罐体吸附在穴位处，留罐 5~10 分钟。

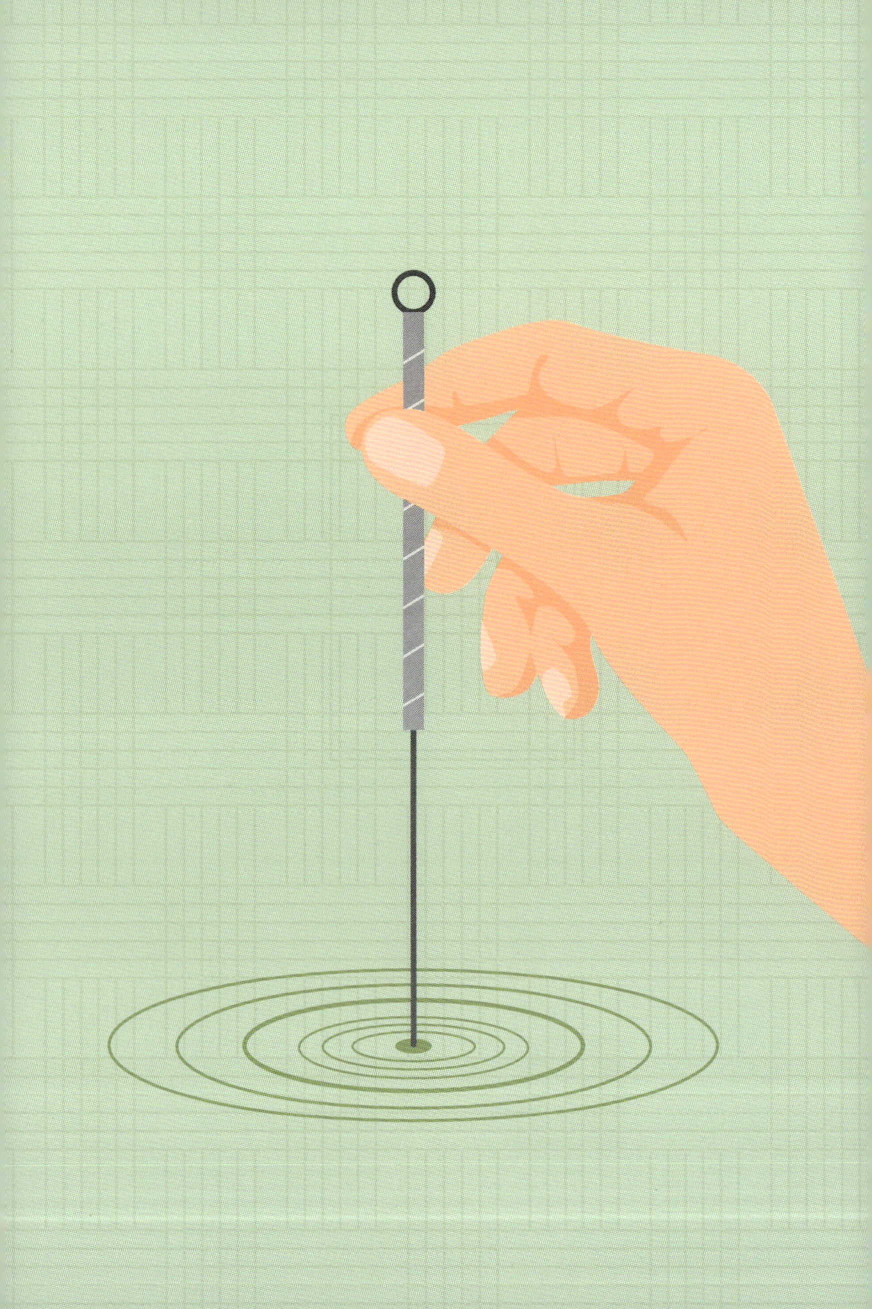

第四章

一针疗法，缓解小病小痛

一针疗法是一种简便且效果显著的中医针灸治疗方法，适用于缓解各种小病小痛。不同的疾病有不同的治法，同一种疾病存在不同的证型，针对不同证型的疾病可以辨证选穴，以达到精准治疗的效果。

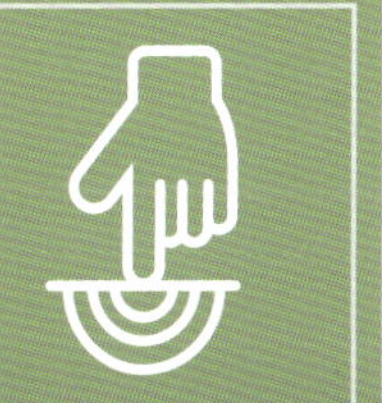

常见病症

感冒

感冒是常见的外感疾病，表现为鼻塞、流涕、打喷嚏、咳嗽等。本病的基本病机为六淫入侵、卫表失和、肺气失宣。

风寒型：液门穴

症见恶寒重、发热轻或不发热、无汗、肌肉酸痛、流清涕。

- **定位：** 在手背，第4、5指间，指蹼缘上方赤白肉际凹陷中。
- **经验解析：**《备急千金要方》中记载液门穴治“热病先不乐，头痛面热无汗”，说明本穴具有散风清热的作用。

风热型：曲池穴

症见微恶风寒、发热重、头痛、有汗、咽喉红肿、鼻塞涕浊。

- **定位：** 在肘外侧，尺泽穴与肱骨外上髁连线的中点处。
- **经验解析：**《针灸甲乙经》中提道：“伤寒余热不尽，胸中满，耳前痛，齿痛，目赤痛，颈肿，寒热，渴饮辄汗出，不饮则皮干热……曲池主之。”

刺激方法

针刺

刮痧

按摩

艾灸

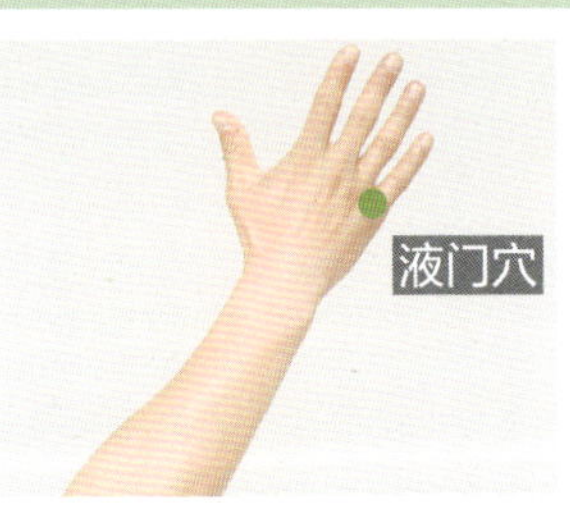

针刺液门穴： 直刺液门穴0.3~0.5寸，捻转毫针数次，使穴位周围有明显的酸胀感，留针15~20分钟。

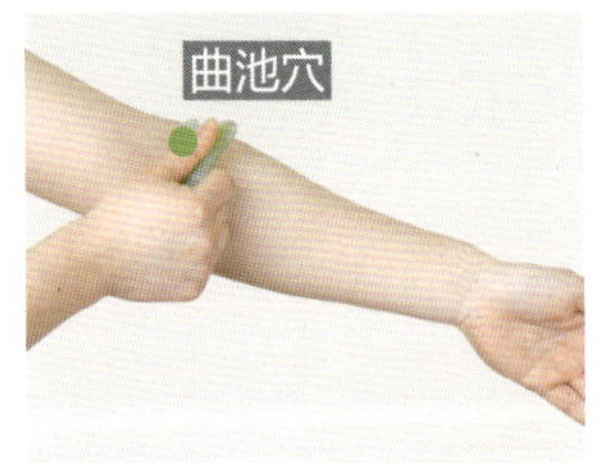

刮痧曲池穴： 在刮痧板上涂上刮痧油，从肘部向腕部单向刮拭曲池穴10~20次。

气虚型：风市穴

症见恶寒重、发热轻、鼻塞、流清涕、易自汗或无汗、咳嗽痰白、倦怠无力、气短懒言。

- **定位：** 在股外侧，腘横纹上 9 寸，髂胫束后缘。
- **方剂：** 补中益气汤。由黄芪、党参、炙甘草、白术、当归、陈皮、升麻、柴胡等组成，具有补中益气的功效，适用于气虚型感冒。

小贴士

感冒期间应均衡饮食，多吃富含维生素 C 和维生素 E 的食物，适量运动并保持充足睡眠。

- **随证配穴**

气海穴：在下腹部，脐中下 1.5 寸，前正中线上。

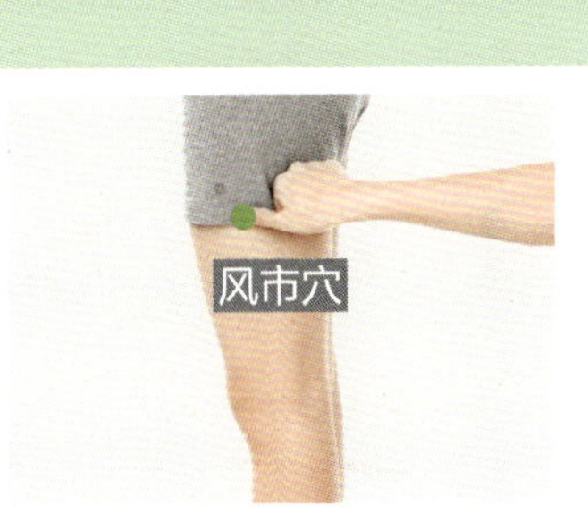

按摩风市穴： 用拇指指腹对风市穴进行按揉，每次按揉 2~3 分钟。

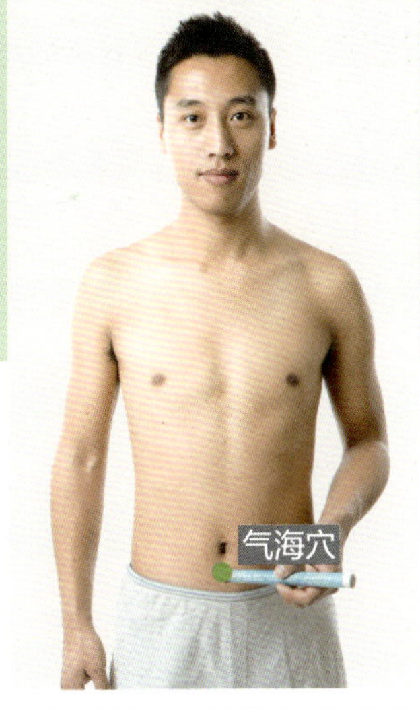

艾灸气海穴： 用艾条对准气海穴进行温和灸，每次灸 10~15 分钟。

发热

发热多在疾病的早期出现，体温高低、持续时间与病种、病型、发病的急缓有关。

外感风寒型：大椎穴

症见发热、恶寒、无汗、头痛身疼、鼻塞不通、打喷嚏、流清涕、咳嗽痰清、口不渴。

- **定位：** 在颈后部，第 7 颈椎棘突下凹陷中，后正中线上。
- **经验解析：** 大椎穴为督脉与手足三阳经的交会穴，是全身阳气汇聚的枢纽。刺激此穴可助阳气通达诸经，驱散体表风寒之邪。

暑热蒙心型：内关穴

症见发热、心烦、自汗、口渴引饮、头晕、躁扰不寐、小便短少、面赤唇红。

- **定位：** 在前臂前区，腕掌侧远端横纹上 2 寸，掌长肌腱与桡侧腕屈肌腱之间。
- **经验解析：** 内关穴为手厥阴心包经络穴，有清心包郁热、理气降逆的作用。

刺激方法

按摩

温针灸

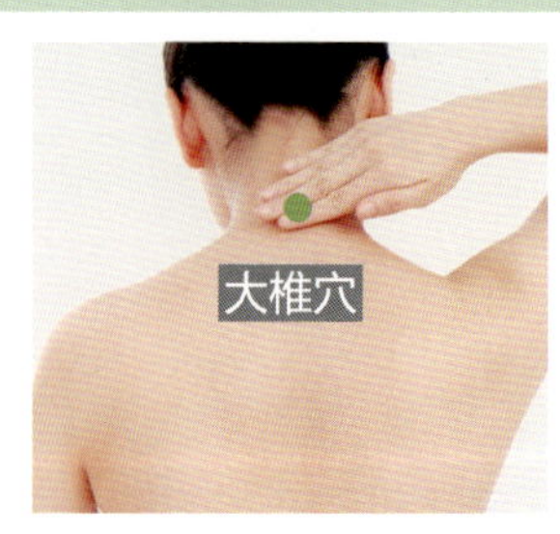

按摩大椎穴： 用食指、中指、无名指轻揉大椎穴，压力均匀，盘旋抚摩，若按摩后局部发热，效果较好。

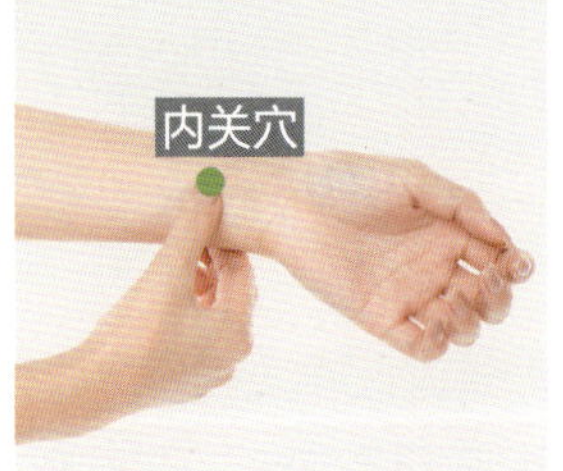

按摩内关穴： 用对侧拇指置于穴位上，以适中力度按揉，每次按揉 10 分钟。

阳虚发热型：命门穴

表现为发热而欲近衣、形寒怯冷、四肢不温、少气懒言、头晕嗜卧、纳少便溏、面色㿠白。

- **定位：** 在腰部，第 2 腰椎棘突下凹陷中，后正中线上。
- **方剂：** 附子理中汤。
- **经验解析：** 命门穴是督脉要穴，直接关联肾中阳气。刺激此穴可激发命门之火，补充肾阳亏虚，恢复机体温煦功能，纠正寒热失衡状态。

生活小妙招

将冰块装入布袋中，放置在大血管走行处，如颈部、腋下等处，可帮助快速降温。

- **随证配穴**

太溪穴：在踝后内侧，内踝尖与跟腱之间的凹陷中。

照海穴：在足内侧，内踝尖下1寸，内踝下缘边际凹陷中。

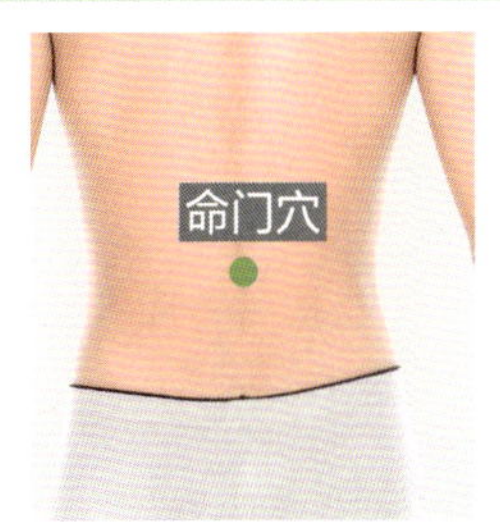

温针灸命门穴： 向上斜刺命门穴，深度控制在0.5~0.8寸，取艾段套于针尾，连续灸2~3壮。

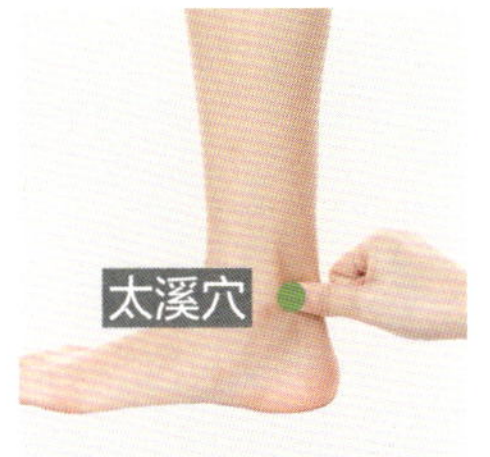

按摩太溪穴： 用拇指指腹同时按揉两侧穴位3分钟。

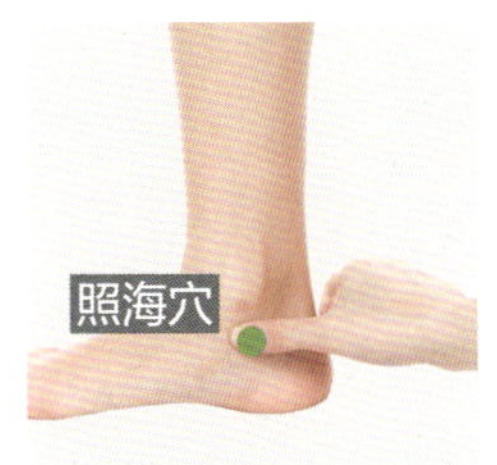

按摩照海穴： 用拇指指腹同时按压两侧穴位3分钟。

咳嗽

咳嗽是指外感或内伤等因素导致肺失宣降，肺气上逆，冲击气道，发出咳声或伴咳痰为临床特征的一种病症。其症状表现为咳嗽、胸闷、咳痰等。

风寒袭肺型：列缺穴

症见咳嗽声重、咯痰稀薄色白、恶寒或发热、无汗。

- **定位：**在前臂外侧，腕掌侧远端横纹上 1.5 寸，拇短伸肌腱与拇长展肌腱之间，拇长展肌腱沟的凹陷中。
- **经验解析：**列缺穴为手太阴肺经的络穴，肺主皮毛，寒邪从表入肺，刺激列缺穴可激发肺经卫气，加速驱散体表寒邪。

风热犯肺型：尺泽穴

症见咳嗽气粗、咯痰黏白或黄、咽痛、咳声嘶哑。

- **定位：**在肘前侧，肘横纹上，肱二头肌腱桡侧缘凹陷中。
- **经验解析：**《针灸甲乙经》中记载："咳嗽唾浊，气膈善呕，鼓颔，不得汗……尺泽主之。"

刺激方法

按摩

针刺

艾灸

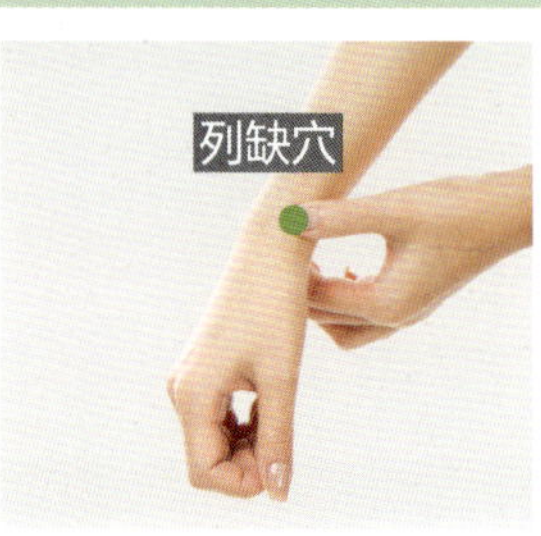

按摩列缺穴：用指尖轻轻掐揉列缺穴，让肌肉有轻微的移动感，力度要适中，每天按摩 3~5 分钟。

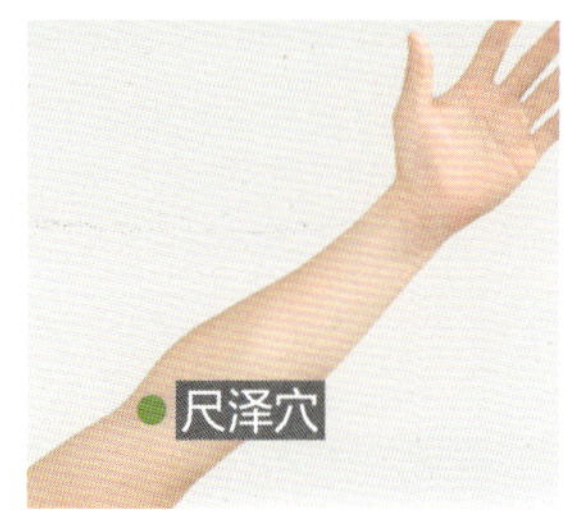

针刺尺泽穴：直刺尺泽穴 0.5~0.8 寸，局部有酸胀感，或有触电感向前臂或手部放射；也可用三棱针或粗毫针点刺出血。

痰湿蕴肺型：肺俞穴

症见咳声重浊、痰多色白，晨起症状加重。

- **定位：** 在背部，第3胸椎棘突下，后正中线旁开1.5寸。
- **方剂：** 二陈平胃散。
- **经验解析：** 刺激肺俞穴可以有效疏通肺经，对于痰湿蕴肺型咳嗽患者，疏通肺经有助于恢复肺的正常生理功能，减少痰湿的生成和停留。

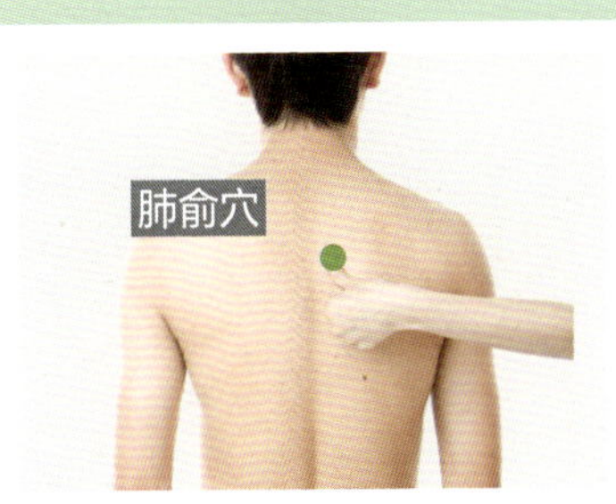

按摩肺俞穴： 拇指指腹以一定的力度旋转按揉，每次按揉5~10分钟。

生活小妙招

保持室内空气流通，适当通风，保持温度和湿度适宜。可以使用加湿器或吸入蒸汽以减少呼吸道刺激。

- **随证配穴**

太渊穴：在腕前外侧，桡骨茎突与腕舟状骨之间，拇长展肌腱尺侧凹陷中。

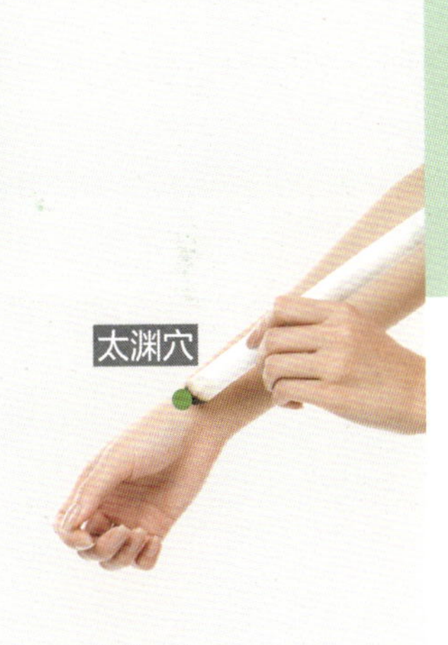

艾灸太渊穴： 用艾条温和灸太渊穴，使局部有温热感而无灼痛感为宜，每次灸10~15分钟，以局部潮红为度。

哮喘

哮喘是以呼吸急促、喉中喘鸣有声，严重时头额冒冷汗、口唇青紫等为临床特征的一种疾患。其症状表现为咳嗽、胸闷、气短、呼吸困难、面白唇紫、心慌等。

实证哮喘：定喘穴

实证哮喘的病程较短，表现为哮喘声高气粗，呼吸快而深长。

- **定位：**在脊柱区，横平第 7 颈椎棘突下，后正中线旁开 0.5 寸。
- **方剂：**哮灵汤。

- **随证配穴**

中府穴：在前胸部，横平第 1 肋间隙，锁骨下窝外侧，前正中线旁开 6 寸。

刺激方法

按摩

针刺

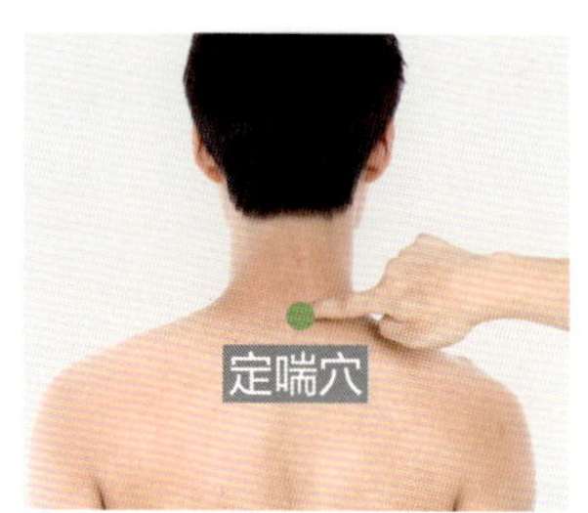

按摩定喘穴：用食指按揉定喘穴，以局部有酸胀感、皮肤微微红热为度。每天 3 次，每次 5~10 分钟。

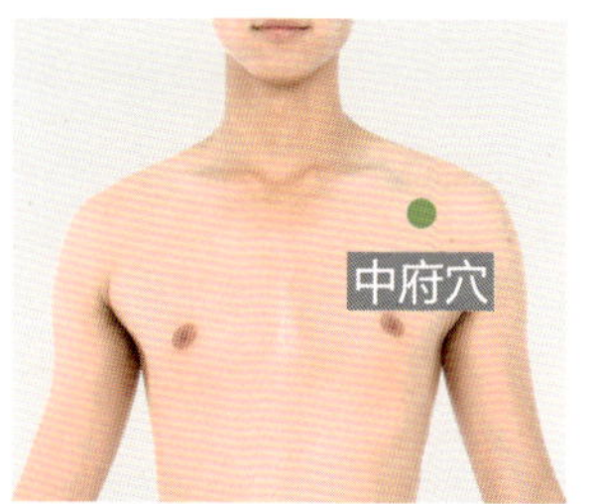

针刺中府穴：针与皮肤呈 30°~45° 角斜刺，刺入中府穴深度为 0.5~0.8 寸，要注意避免伤及深部组织，留针 20~30 分钟。

虚证哮喘：天突穴

虚证哮喘的病程较长，表现为哮喘声低气怯、气息短促。

- **定位：** 在颈前部，胸骨上窝中央，前正中线上。
- **方剂：** 固摄纳气汤。
- **经验解析：** 天突穴为阴维脉与任脉的交会穴，有顺气降逆功能，自古即治疗咳喘之要穴。

> 小贴士
>
> 哮喘患者要经常更换床单、被罩，选择纯棉材质的床上用品，因为这种材质相对不容易吸附灰尘和过敏原。

- **随证配穴**

膻中穴：在前胸部，横平第 4 肋间隙，前正中线上。

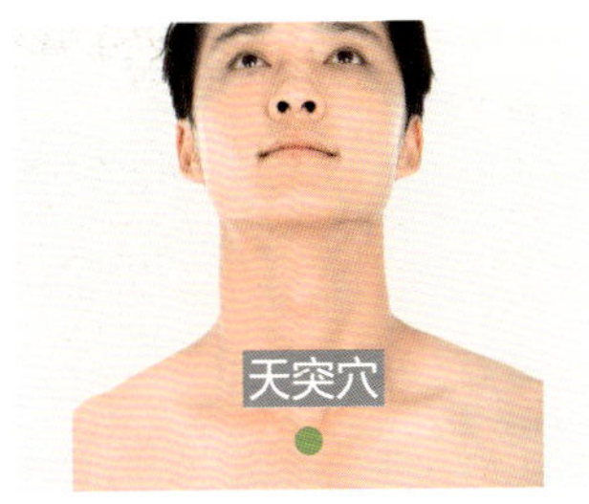

针刺天突穴： 患者正坐仰头，先直刺天突穴 0.3 寸，再使针尖向下，沿胸骨柄后方刺入 1 寸，留针 20~30 分钟。

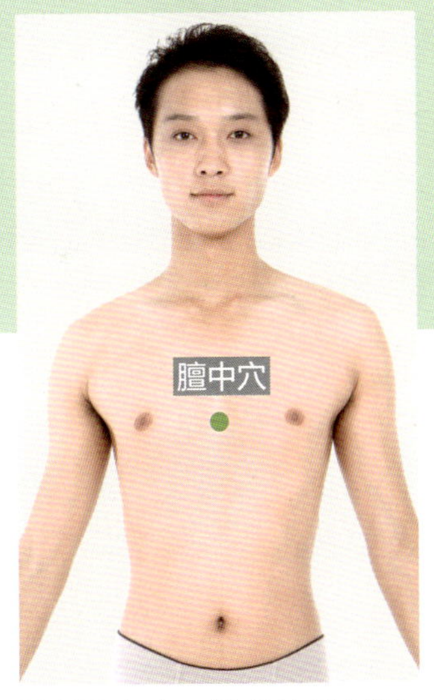

针刺膻中穴： 用毫针斜刺膻中穴 0.3~0.5 寸，提插捻转，留针 10 分钟。

心悸

心悸是指患者自觉心中悸动、惊悸不安，甚至不能自主的一类症状。引起心悸的原因有很多，如剧烈运动、精神紧张、饮酒或服用某些药物等。也有一些心悸是由心脏疾病引起的，如先天性心脏病、冠心病等。

神门穴

定位： 在腕前内侧，腕掌侧远端横纹尺侧端，尺侧腕屈肌腱的桡侧缘。

针刺： 用毫针直刺神门穴0.2~0.4寸，局部有酸麻感并向小指放射，均匀地提插捻转，留针15~20分钟。

按摩： 以拇指指腹点按神门穴，垂直用力，力量要沉稳而持续。点按的频率可以稍慢，每次点按持续1~2分钟。

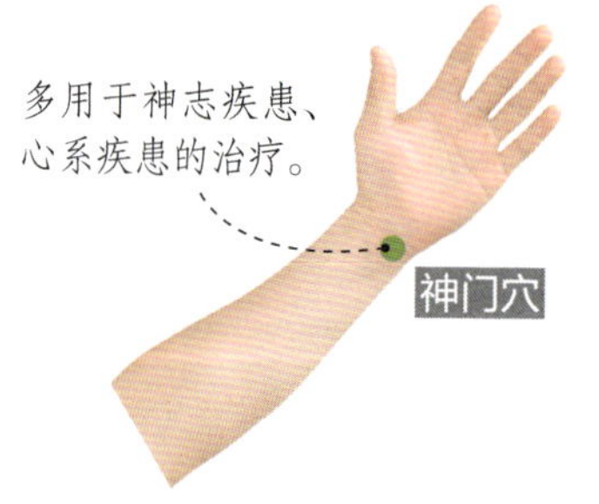

配穴：内关穴

定位： 在前臂前区，腕掌侧远端横纹上2寸，掌长肌腱与桡侧腕屈肌腱之间。

针刺： 用毫针直刺内关穴，针刺深度为0.5~1寸，行提插捻转重刺激3分钟，留针10分钟。

艾灸： 用艾条温和灸内关穴10~15分钟，以皮肤产生温热感为宜。

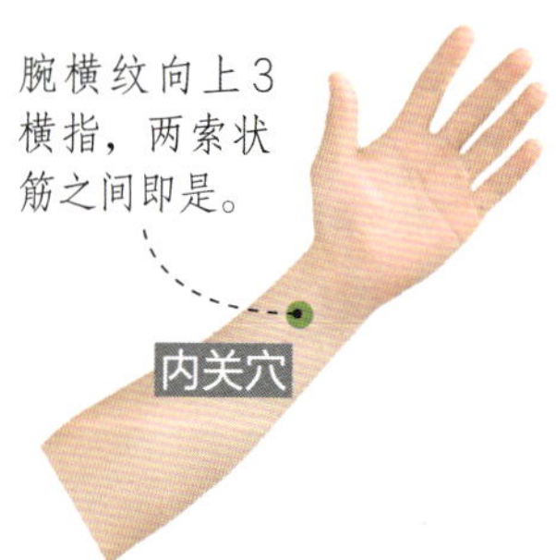

配穴：心俞穴

定位： 在背部，第5胸椎棘突下，后正中线旁开1.5寸。

针刺： 用毫针向内斜刺心俞穴0.5~0.8寸，局部酸胀，针感可沿季肋到达前胸，留针15分钟。

艾灸： 用艾条温和灸心俞穴15~20分钟，每天1次。

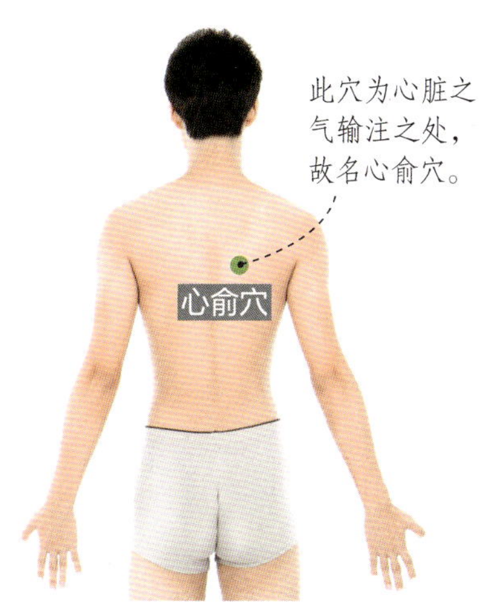

心悸的养护

初次发作、症状频繁或加重的心悸，应尽早就医明确病因。生理性心悸可通过调整生活习惯缓解；病理性心悸需针对性治疗原发病，避免延误病情。

1 深呼吸：当感到心悸时，尝试进行深呼吸来放松身心。缓慢地深呼吸有助于减轻紧张感，减缓心率。

2 适当休息：不宜突然起身或进行剧烈活动，以免症状加重。如心悸伴随头晕或虚弱感，宜缓慢坐下或躺下，直到症状缓解，必要时应就医。

便秘

正常人每天排便 1~2 次或 1~2 天排便 1 次；便秘患者每周排便少于 3 次，并且排便费力、粪质硬结。中医认为气机郁滞、劳倦内伤、久坐久病等，皆能导致各种不同性质的便秘。

气虚便秘：脾俞穴

多见于气虚体质者，表现为排便费力，总想上厕所，却排不出来，大便时干时稀。

- **定位：** 在背部，第 11 胸椎棘突下，后正中线旁开 1.5 寸。
- **经验解析：** 脾俞穴是脾脏的背俞穴，刺激脾俞穴能够起到健脾和胃、益气升清的作用，善治气虚便秘。

热性便秘：腹结穴

症见大便干结、腹胀、口干口臭，可能伴有头痛、小便短黄。

- **定位：** 在下腹部，脐中下 1.3 寸，前正中线旁开 4 寸。
- **经验解析：** 腹结穴属足太阴脾经，脾主运化，刺激腹结穴可以调节脾胃的气机，增强脾胃的运化功能，促进大便的排出。

刺激方法

拔罐

针刺

按摩

艾灸

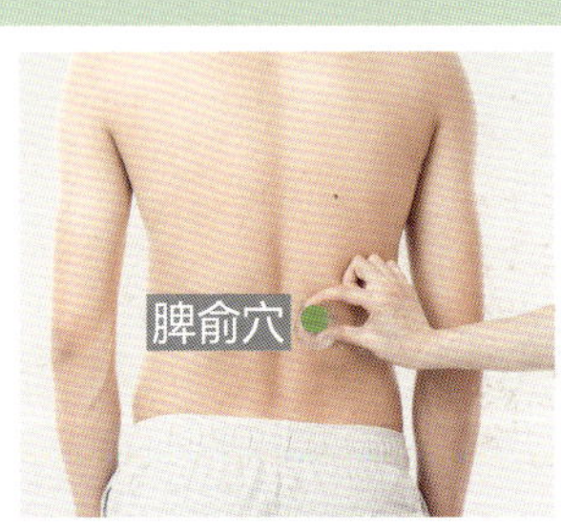

拔罐脾俞穴： 在脾俞穴上进行拔罐，留罐 10~15 分钟，每周 2~3 次。

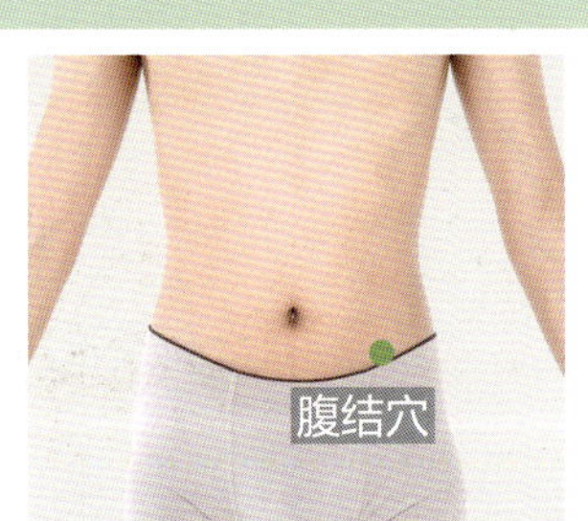

针刺腹结穴： 直刺腹结穴 0.5~1.2 寸，采用捻转泻法，捻转角度稍大，频率适中，每秒 1~2 次，留针 20~30 分钟。

寒性便秘：天枢穴

表现为大便艰涩且排出困难、腹中冷痛、四肢欠温、小便清长。

- **定位：**在上腹部，横平脐中，前正中线旁开 2 寸。
- **方剂：**大黄温脾汤。
- **经验解析：**《圣济总录》中记载：“天枢隐隐而痛者，大肠疽也；外肉微起者，大肠痈也。”天枢穴是大肠之气结聚于腹部的募穴，对肠功能有调整作用。

按摩天枢穴：用食指指腹按揉天枢穴，力度适中，以产生酸胀感为宜，每次按揉 3~5 分钟。

小贴士

保持充足的水分摄入，有助于软化粪便，减少便秘。适量的健康油脂（如橄榄油、鱼油）能润滑肠道，促进排便。膳食纤维能增加粪便体积，促进肠道蠕动，应多吃全谷物、豆类、蔬菜和水果。

- **随证配穴**

关元穴：在下腹部，脐中下 3 寸，前正中线上。

▽本图仅为示意，实际艾灸时不隔衣。

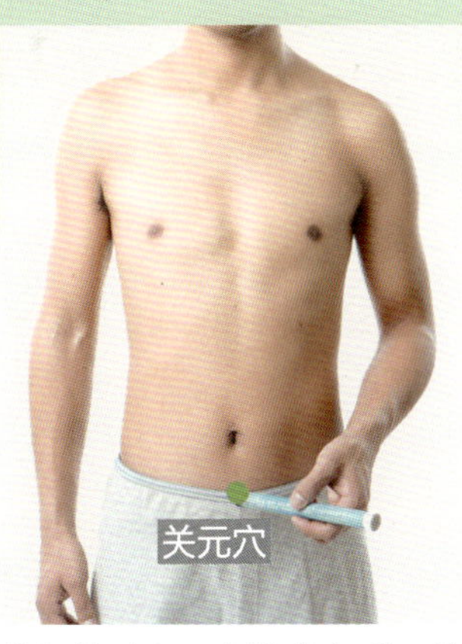

艾灸关元穴：点燃艾条后，将艾条悬于关元穴上方，距离皮肤 2~3 厘米，使穴位处产生温热感，每次艾灸 15~20 分钟。

腹泻

腹泻多表现为大便次数增多、粪质稀薄。若腹泻次数过多，体内大量电解质及水分随粪便流失，就会出现全身乏力等症状，严重时会影响正常的工作及生活。

申脉穴

定位： 在足外侧，外踝尖直下，外踝下缘与跟骨之间凹陷中。

针刺： 直刺申脉穴0.3~0.5寸，对于实证引起的腹泻，可用泻法，快速捻转、大幅度提插，留针20分钟。

艾灸： 点燃艾条对申脉穴施行雀啄灸，以局部有温热感而无灼痛感为宜，每次10分钟。

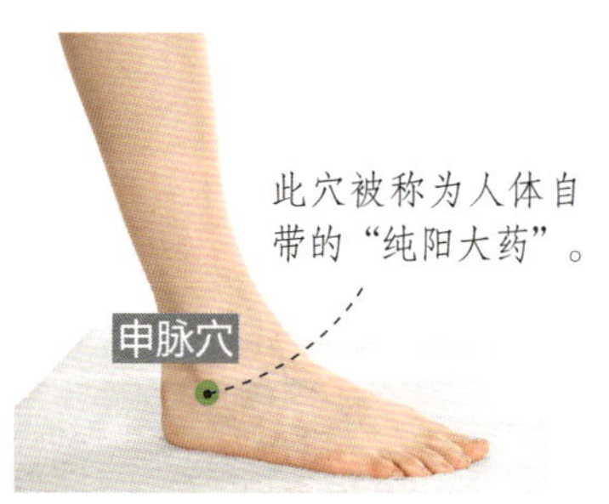

配穴：天枢穴

定位： 在上腹部，横平脐中，前正中线旁开2寸。

针刺： 直刺天枢穴0.8~1.2寸，可用补法，轻轻捻转、小幅度提插，频率较慢，留针20分钟。

艾灸： 隔姜灸天枢穴15分钟。

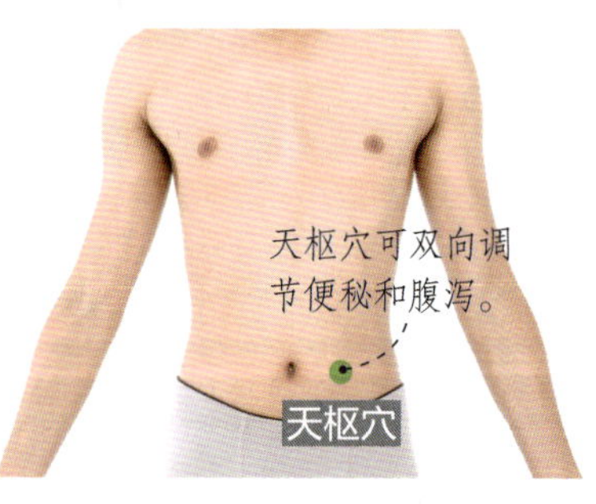

配穴：神阙穴

定位： 在上腹部，脐中央。

艾灸： 用纯净干燥的食盐填平脐窝，取一穿孔薄姜片置于盐上，再将艾炷置于姜片上，点燃艾炷即可，一般灸3~9壮。

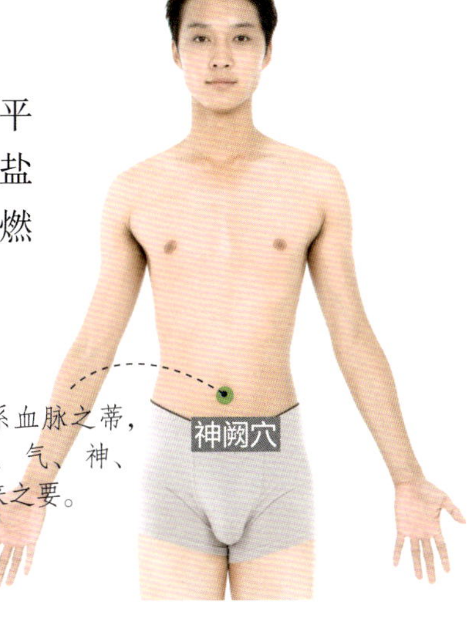

此穴系血脉之蒂，为精、气、神、血往来之要。

腹泻的养护

1 补充水分和电解质：腹泻会导致身体大量失水和电解质紊乱，因此要多喝温水、电解质水等，以保持体内水和电解质的平衡。

2 少食多餐：采用少食多餐的方式，避免一次进食过多，以免增加肠道的消化压力。可以将一日三餐分为五餐或六餐来吃，但要注意控制全天总热量的摄入。

肩周炎

肩周炎是肩关节周围炎的简称，指肩关节及其周围软组织退行性改变所引起的肌肉、肌腱、滑囊、关节囊等肩关节周围软组织的炎症反应，主要症状表现为肩部疼痛、活动受限。

阳陵泉穴

定位： 在小腿外侧，腓骨头前下方凹陷中。

针刺： 直刺阳陵泉穴1~1.2寸，局部酸胀，有麻电感向周围放射，留针15~20分钟。

艾灸： 将艾条悬于阳陵泉穴上方，使穴位处产生温热感，每次艾灸15~20分钟。

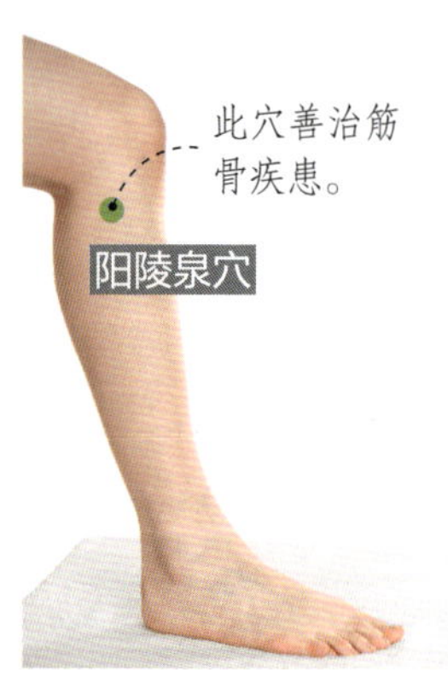

配穴：三间穴

定位： 在手背，第2掌指关节桡侧近端凹陷中。

针刺： 直刺三间穴0.3~0.5寸，局部麻胀，针感向手臂放射，留针15~20分钟。

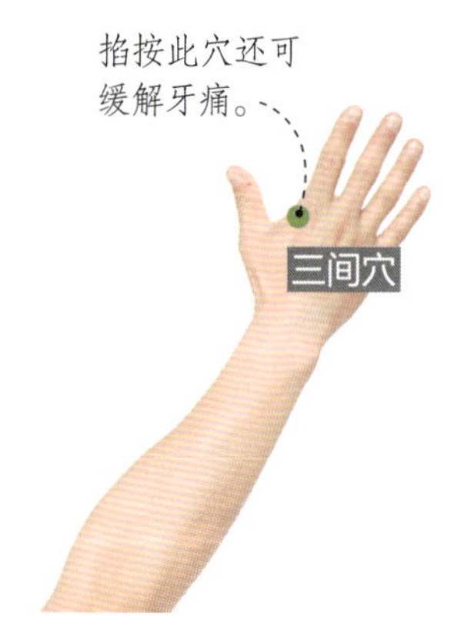

配穴：肩髃穴、肩髎穴

定位： 肩髃穴在肩带部，肩峰外侧缘前端与肱骨大结节两骨间凹陷处。肩髎穴在肩带部，肩峰角与肱骨大结节两骨间凹陷中。

针刺： 直刺肩髃穴、肩髎穴，针刺深度分别为0.5~1.2寸、0.8~1.3寸，以产生强烈的针感为宜，留针15~30分钟。

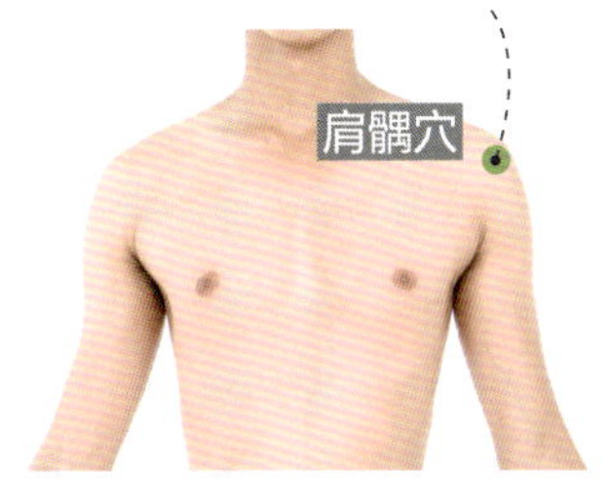

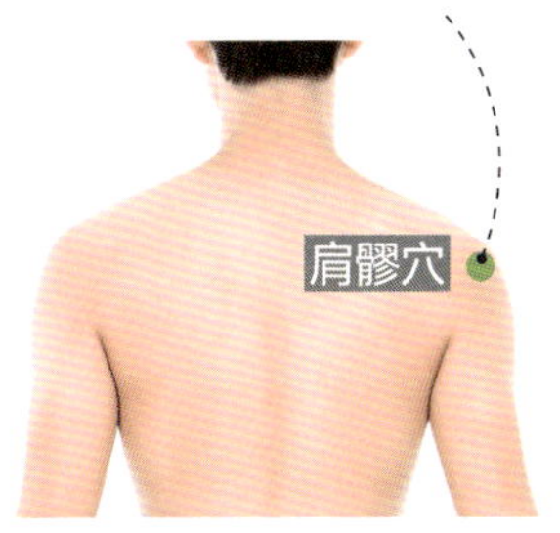

肩周炎的养护

1 做好保暖：在寒冷季节，要及时增添衣物。尤其要注意肩部防寒保暖，避免受凉或受潮。

2 做钟摆动作：站立，放松肩膀，让手臂自然下垂，像钟摆一样轻轻前后摆动，每次做 10~15 下。

3 做外旋动作：站立，双臂自然下垂，肘部紧贴身体，缓慢向外旋转手臂至最大限度，保持几秒后复原，重复 10 次。

支气管炎

支气管炎是指气管、支气管黏膜及其周围组织的慢性非特异性炎症，临床上以反复咳嗽、咳痰为特征。咳嗽、咳痰每年持续 3 个月，连续 2 年及以上的，则为慢性支气管炎。

孔最穴

定位： 在前臂前外侧，腕掌侧远端横纹上7寸，尺泽穴与太渊穴连线上。

针刺： 用毫针直刺孔最穴0.5~1寸，施行快速提插捻转手法，使针感传至上臂或胸部，留针15~20分钟，每5~10分钟行针1次，隔天治疗1次或每周治疗2次。

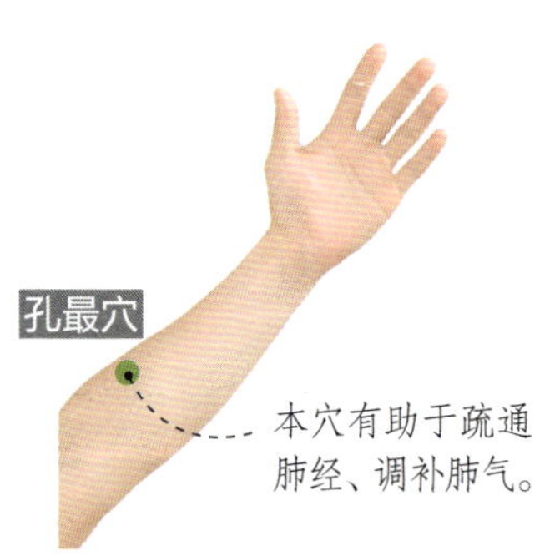

配穴：肺俞穴

定位： 在背部，第3胸椎棘突下，后正中线旁开1.5寸。

针刺： 取肺俞穴，持针向脊柱方向斜刺，进针0.5~0.8寸，捻转行针得气，留针20分钟。

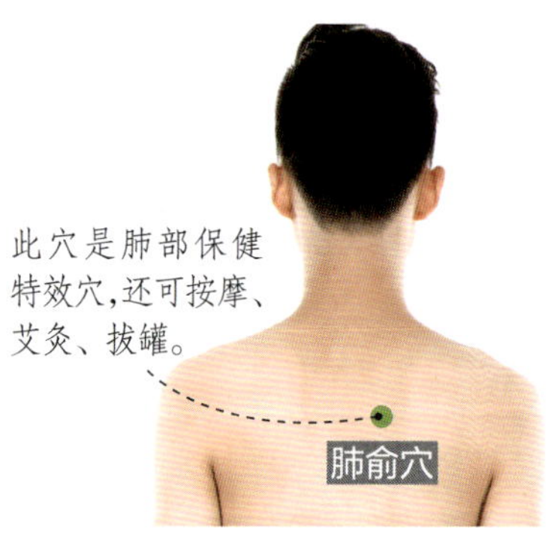

配穴：膻中穴

定位： 在前胸部，横平第4肋间隙，前正中线上。

按摩： 用拇指指腹或掌根置于穴位之上，进行轻柔缓和的按揉，每次3~5分钟，每天可多次按揉。

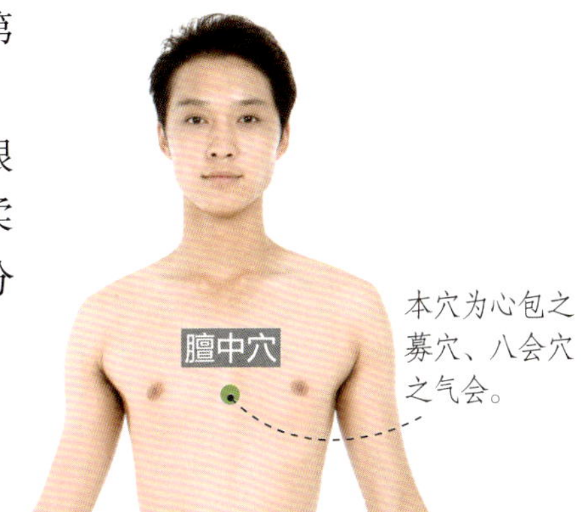

支气管炎的养护

在日常生活中，注意休息，多喝水，注意保暖，避免受凉。

1 饮食调理：要注意清淡饮食，多吃新鲜的蔬菜，如菠菜、胡萝卜、黄瓜等，同时避免吃辣椒、蒜等刺激性食物。

2 预防措施：在严冬季节或突然变冷的时候，注意衣着保暖，及时增加衣服；戒烟；逐渐增加活动量，强度不宜过大。

颈椎病

颈椎病属于中医的痹证范畴，多由外伤、气虚、血虚，以及感受湿邪、风寒之邪所致，患者一般会出现头晕、目眩、耳鸣、肩臂麻木等症状。

束骨穴

定位： 在足外侧，第5跖趾关节的近端，赤白肉际处。

针刺： 直刺束骨穴0.2寸，使局部产生酸胀感，留针20分钟。

艾灸： 将艾条悬于束骨穴上方，使穴位处产生温热感，每次艾灸15~20分钟。

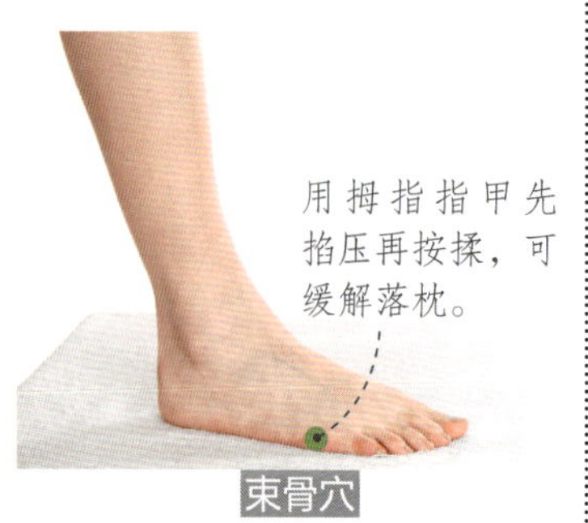

配穴：大钟穴

定位： 在足内侧，内踝后下方，跟骨上缘，跟腱附着部内侧前缘凹陷中。

针刺： 直刺大钟穴0.5~0.8寸，使局部产生酸胀感，留针20分钟。

按摩： 用拇指按揉大钟穴3~5分钟，力度可稍重。

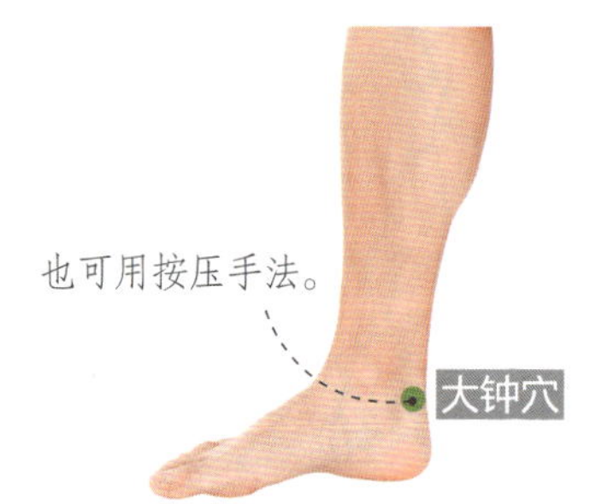

配穴：太溪穴

定位：在踝后内侧，内踝尖与跟腱之间的凹陷中。

针刺：直刺太溪穴0.5~0.8寸，使局部产生酸胀感，留针20分钟。

艾灸：将艾条悬于太溪穴上方，使穴位处产生温热感，每次艾灸15~20分钟。

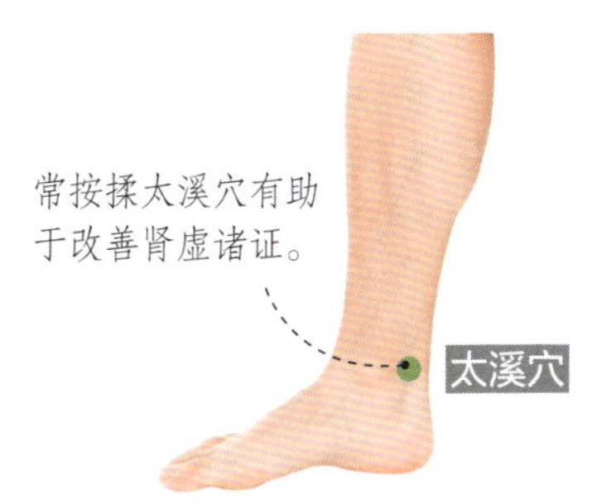

颈椎病的养护

1 选择合适的床上用品：枕头高度以一拳左右为宜，有助于支撑颈部，材质应透气柔软；宜选择软硬适中的床垫，以便贴合身体曲线，为身体提供良好支撑。

2 定时休息：每工作或学习 45~60 分钟，起身活动 5~10 分钟，放松颈部肌肉。

3 保持正确站姿：保持身体直立，避免含胸驼背；站立时双脚分开与肩同宽，避免长时间单侧承重。

慢性病、中老年疾病

高血压

高血压是一种常见的慢性疾病，以血压持续升高为主要特征（收缩压大于等于140毫米汞柱，舒张压大于等于90毫米汞柱），中医认为本病的发生常与情志失调、饮食失节、内伤虚损等因素有关。

肝阳上亢型：曲池穴

血压升高的同时，常伴有头昏脑涨、面红目赤、烦躁易怒、口苦咽干、失眠多梦等症状。

- **定位：**在肘外侧，尺泽穴与肱骨外上髁连线的中点处。
- **经验解析：**曲池穴属手阳明大肠经，有舒压、缓解疲劳、疏风清热等作用。经常刺激这个穴位，可起到一定的保健作用，尤其是在降血压方面。
- **随证配穴：**

太冲穴：在足背，第1、2跖骨间，跖骨底结合部前方凹陷中，或触及动脉搏动。

刺激方法

拍打

按摩

针刺

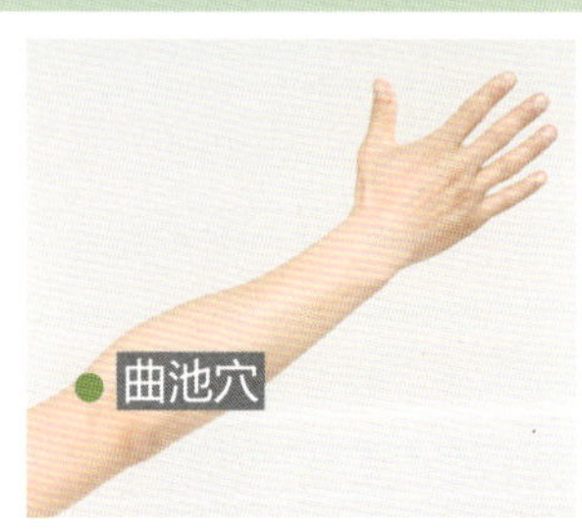

拍打曲池穴：左手手掌摊开，用掌面拍打右手臂的曲池穴，左右手交换进行，各拍打3~5分钟。

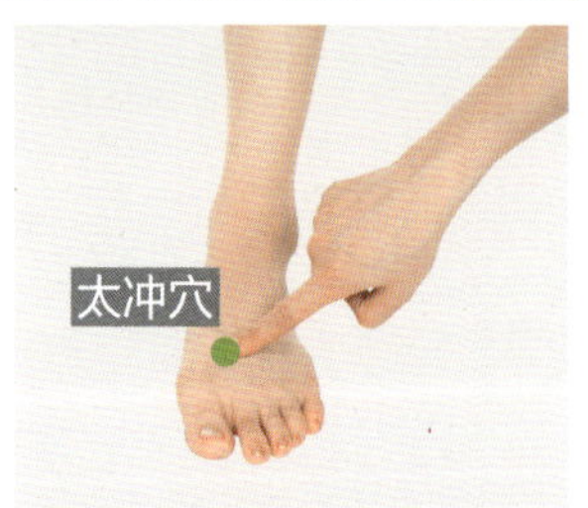

按摩太冲穴：用食指指腹点按太冲穴3~5分钟，力度适中，以有酸胀感为佳。

痰湿中阻型：阴陵泉穴

症见胸闷、恶心、呕吐痰涎，血压升高的同时，身体有沉重感，头部好像被东西包裹着一样。

- **定位：**在小腿内侧，由胫骨内侧髁下缘与胫骨内侧缘形成的凹陷中。
- **方剂：**半夏白术天麻汤。
- **经验解析：**阴陵泉穴是足太阴脾经的合穴，“合主逆气而泄”，是以此穴能够改善痰湿阻滞导致的气血不畅，进而对痰湿中阻型高血压起到一定的调节作用。

阴陵泉穴

针刺阴陵泉穴：直刺阴陵泉穴1~2寸，局部有酸、麻、胀感，并沿着小腿内侧向下扩散，留针15~20分钟。

> **小贴士**
>
> 清晨时，人体交感神经比较兴奋，容易出现血压的高峰值，所以高血压患者起床时动作宜缓慢，不要急于起床或用力过猛。

- **随证配穴：**

丰隆穴：在小腿外侧，外踝尖上8寸，胫骨前肌的外缘。

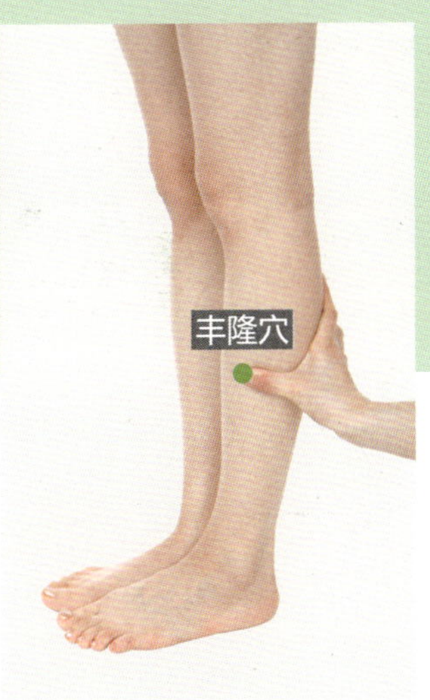

按摩丰隆穴：用拇指指腹先顺时针按摩2~3分钟，再逆时针方向按摩2~3分钟，然后沿着丰隆穴垂直向下推按10分钟。

高血糖

高血糖是指血液中葡萄糖浓度高于正常范围。长期高血糖会损伤血管、神经及器官，增加心脑血管疾病、肾衰竭等严重并发症风险，日常需通过饮食控制、运动及药物干预管理。

气阴两虚型：气海穴

症见口渴引饮，大便溏稀与大便干结交替出现，纳谷或能食或减少，精神不振，四肢乏力。

- **定位：** 在下腹部，脐中下 1.5 寸，前正中线上。
- **经验解析：** 气海穴是任脉上的重要穴位，具有补气益肾的功效。气阴两虚型高血糖患者刺激气海穴能够补充元气，增强机体的抵抗力。
- **随证配穴：**

三阴交穴：在小腿内侧，内踝尖上 3 寸，胫骨内侧缘后际。

刺激方法

按摩

针刺

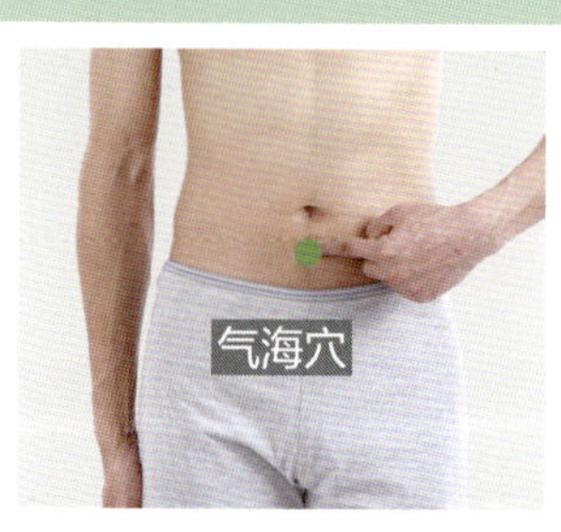

按摩气海穴： 用食指指腹或掌根轻轻按在气海穴上，顺时针方向按摩，每次按摩 3~5 分钟。

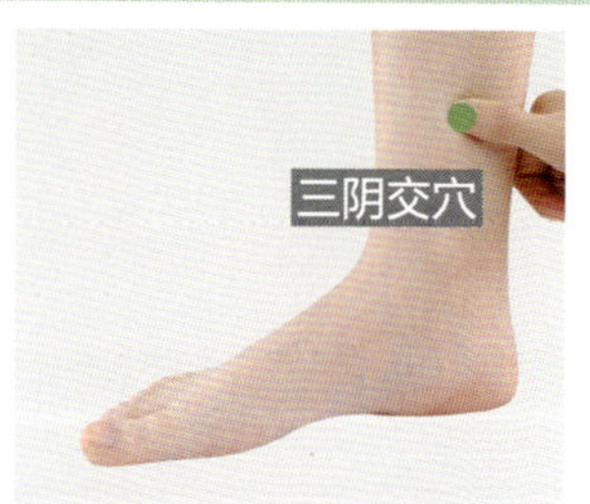

按摩三阴交穴： 用拇指指腹按揉三阴交穴，每次按揉 2~3 分钟，使穴位产生酸胀感，每天可进行 3~4 次。

阴虚燥热型：然谷穴

症见多食易饥、形体消瘦、大便干结、口干多饮、五心烦热、尿频量多。

- **定位：** 在足内侧，足舟骨粗隆下方，赤白肉际处。
- **方剂：** 当归六黄汤。
- **经验解析：** 《针灸甲乙经》中记载："消渴黄瘅，足一寒一热，舌纵烦满，然谷主之。"

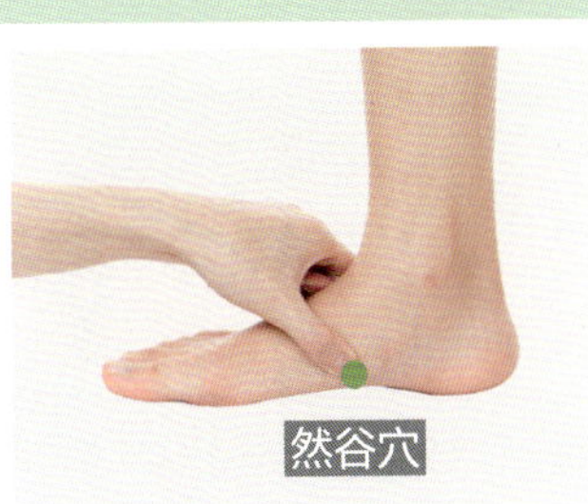

按摩然谷穴： 拇指用力按压，感到酸胀时松开，2 秒后再次用力按压，如此反复 10~20 次。

小贴士

很多人早餐都有喝粥的习惯，不过高血糖患者喝粥一定要控制好量，因为粥类食物容易消化，可能导致血糖升高。

- **随证配穴：**

胃脘下俞穴：在脊柱区，横平第 8 胸椎棘突下，后正中线旁开 1.5 寸。

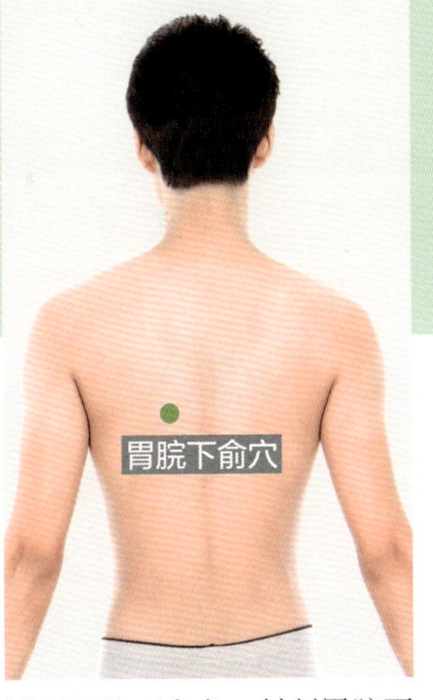

针刺胃脘下俞穴： 斜刺胃脘下俞穴 0.8~1.2 寸，局部酸胀，针感可扩散至腰部及腹部，不可深刺，留针 15 分钟。

耳鸣、耳聋

耳朵里经常出现一些特殊的声音，如“嗡嗡”声等，但周围却找不到相应的声源，这种情况通常就是耳鸣。耳聋是以听力减退或听力丧失为主要症状的一种病症，往往是由耳鸣发展而来，两者的病因病机及针灸治疗方法大致相同，故合并叙述。

实证耳鸣、耳聋：翳风穴

表现为暴病耳聋，或耳中觉胀，鸣声隆隆不断，按之不减。

- **定位：**在颈部，耳垂后方，乳突下端前方凹陷中。
- **经验解析：**翳风穴属手少阳三焦经，三焦经从耳后入耳中，出走耳前，与耳部关系密切。针刺翳风穴能够调节三焦经的气血，疏散耳部的风热邪气，改善耳部气血淤滞的情况。
- **随证配穴：**

听会穴：在面部，耳屏间切迹与下颌骨髁突之间的凹陷中。

刺激方法

针刺

按摩

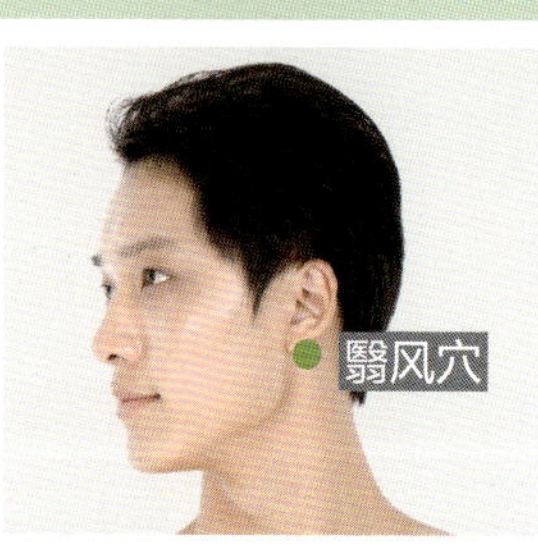

针刺翳风穴：直刺翳风穴0.5~1寸，捻转行针，耳内酸胀感传至深处，局部酸胀，留针15分钟。

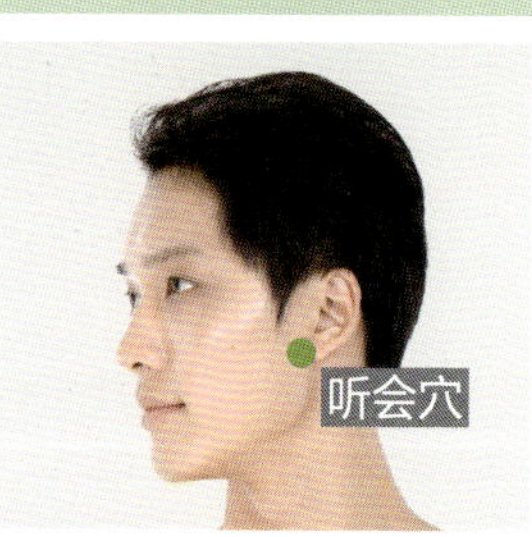

针刺听会穴：张口，直刺听会穴0.5~0.8寸，使局部产生酸胀感，并向周围扩散，留针15分钟。

虚证耳鸣、耳聋：听宫穴

表现为久病耳聋，或耳鸣时作时止，声细调低，按之鸣声减弱。

- **定位：** 在面部，耳屏正中与下颌骨髁突之间的凹陷中。
- **方剂：** 升精除鸣汤。
- **经验解析：** 听宫穴是手太阳小肠经的穴位，小肠经支脉入耳，与耳部有密切的联系。针刺听宫穴可以疏通小肠经气血，使气血上达于耳，改善耳鸣、耳聋。

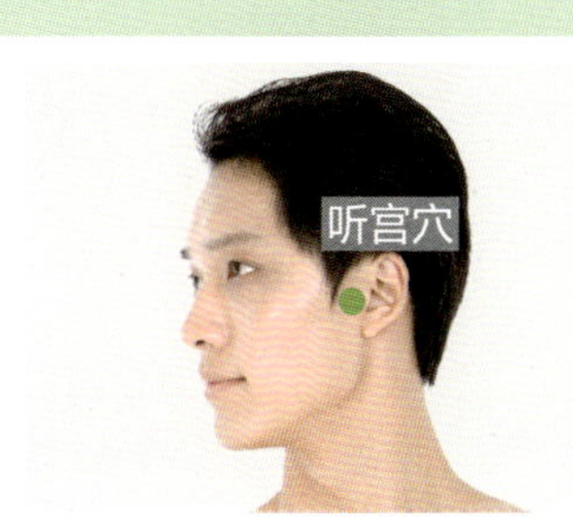

针刺听宫穴： 直刺听宫穴1~1.5寸，小幅度捻转，使针感向耳部周围扩散，留针15~20分钟。

小贴士

患者要避免用力擤鼻涕，以免加重耳鸣、耳聋的症状。同时，要保持耳朵的清洁和干燥，避免进水或感染。

- **随证配穴：**

肾俞穴：在腰部，第2腰椎棘突下，后正中线旁开1.5寸。

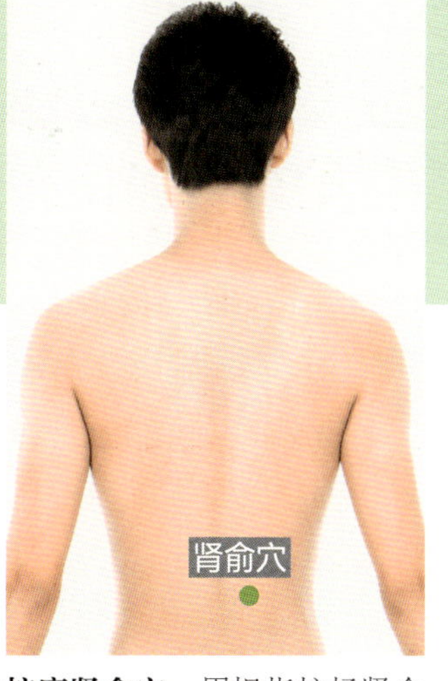

按摩肾俞穴： 用拇指按揉肾俞穴，持续3~5分钟，两侧都要按揉，使局部产生酸胀感。

慢性胆囊炎

慢性胆囊炎一般是由长期存在的胆囊结石所致的胆囊慢性炎症，或由急性胆囊炎反复发作迁延而来，可表现为右上腹反复不适，并延伸至右肩，持续时间较长，也可出现急性发作的情况，其发作常与油腻饮食、高蛋白饮食有关。慢性胆囊炎属中医“胁痛”范畴，病位在胆，与肝经、胆经有关。

阳陵泉穴

定位：在小腿外侧，腓骨头前下方凹陷中。

经验解析：阳陵泉穴作为足少阳胆经的合穴，对于胆腑功能失调及相关经络病症（如胆囊炎、胆石症、胁痛等）具有显著的调节和改善作用。

针刺：直刺或向下斜刺阳陵泉穴1~1.5寸，局部酸胀，有麻电感向下放射，留针15分钟。也可在阳陵泉穴下找压痛点，在压痛点处施针。

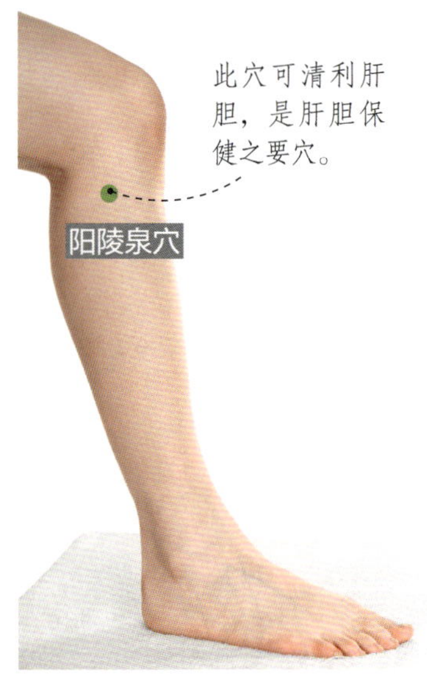

丘墟穴

定位： 在踝前外侧，外踝的前下方，趾长伸肌腱的外侧凹陷中。

经验解析： 丘墟穴是足少阳胆经的原穴，可用于胆腑疾病。《针灸甲乙经》中记载："胸满善太息，胸中膨膨然，丘墟主之。"

按摩： 用拇指指腹按压丘墟穴，每次按压3~5分钟，以有酸胀感为宜。

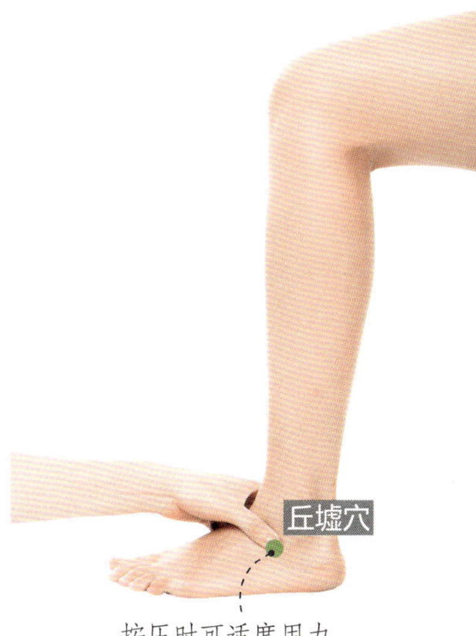

按压时可适度用力。

小贴士

不吃早餐会造成胆囊内胆汁淤积，日积月累易形成胆囊结石，从而引起胆囊炎。不规律的饮食也会刺激胆囊不规律收缩，引起胆汁代谢紊乱。

眩晕

眩晕一症，中医多认为与脾、肾、肝三脏有关。脾虚弱，气血生化不足，不能上达于头目，可引发眩晕。肾水不足，则无法涵养肝木，可能导致肝阳上逆，上扰清窍，引发眩晕。患者会感觉自身或周围物体在旋转、摇晃、倾斜或升降等，就像坐在一艘航行的船上，或者感觉自己仿佛在一个不停旋转的圆盘上。

风池穴

定位： 在项部，枕骨之下，胸锁乳突肌上端与斜方肌上端之间的凹陷中。

经验解析： 风池穴为足少阳胆经与阳维脉的交会穴，为治风要穴，内风、外风皆能治疗，对于风邪引发的肢体动摇、头晕目眩之症皆有疗效。

针刺： 用毫针向对侧眼窝方向斜刺风池穴0.8~1.2寸，得气后施以小幅度捻转手法，留针20~30分钟，过程中可轻微前屈、后仰。

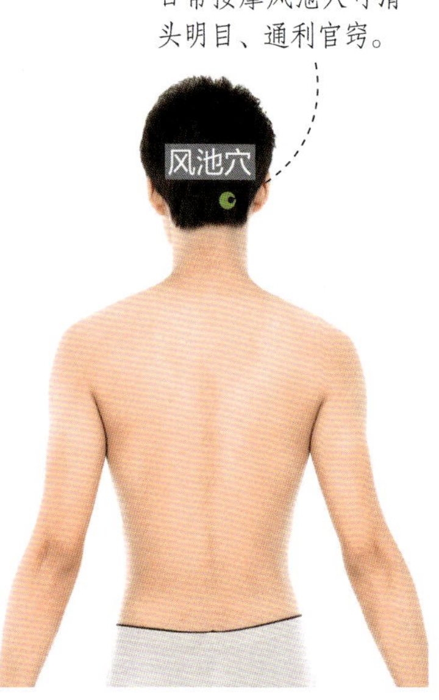

内关穴

定位： 在前臂前区，腕掌侧远端横纹上2寸，掌长肌腱与桡侧腕屈肌腱之间。

经验解析： 内关穴有宁心安神、理气止痛的作用，心主神明，气血的运行与心神密切相关。当气血逆乱导致眩晕时，针刺内关穴可以使气血归于正常运行状态。

针刺： 用毫针直刺内关穴0.3~0.5寸，得气后施以捻转手法，留针30分钟，每10分钟捻针1次。

配伍穴位：

太冲穴

曲池穴

侠溪穴

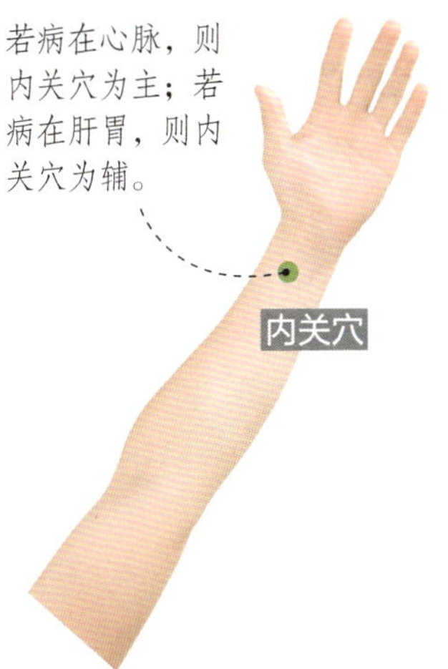

小贴士

发生眩晕时，应尽量卧床，闭目休息，避免噪声、强光等刺激。如果伴有呕吐，应采取半坐位或侧卧位，避免仰卧，以免将呕吐物吸入气管。

男性病症

阳痿

阳痿是指男性阴茎不能勃起进行性交，或阴茎虽能勃起，但不能维持足够的硬度完成性交。阳痿的发生与疾病、年龄、不良生活习惯、心理因素等有关。

湿热下注型：蠡沟穴

表现为阴茎痿软不举，阴囊潮湿、臊臭，下肢酸困，小便黄赤，口苦而黏。

- **定位：**在小腿前内侧，内踝尖上 5 寸，胫骨内侧面的中央。
- **经验解析：**针刺蠡沟穴可清利肝胆湿热，疏调肝经气机，有助于改善下焦湿热，在一定程度上辅助恢复宗筋的正常功能。
- **随证配穴：**

三阴交穴：在小腿内侧，内踝尖上 3 寸，胫骨内侧缘后际。

刺激方法

针刺

艾灸

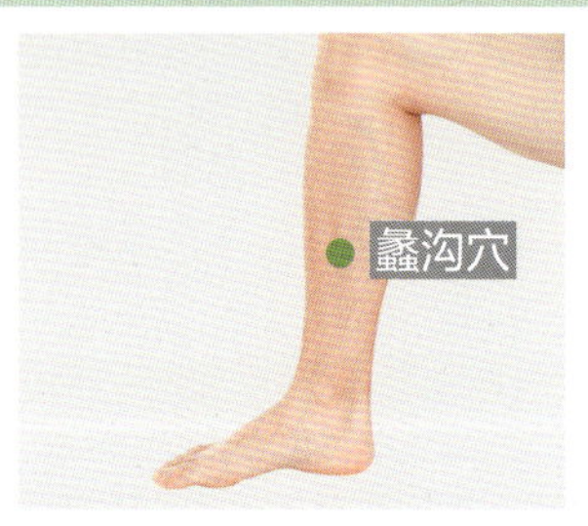

针刺蠡沟穴：平刺蠡沟穴 0.5~0.8 寸，或沿胫骨后缘向上斜刺 1~1.5 寸，酸胀感可放射至膝，留针 15 分钟。

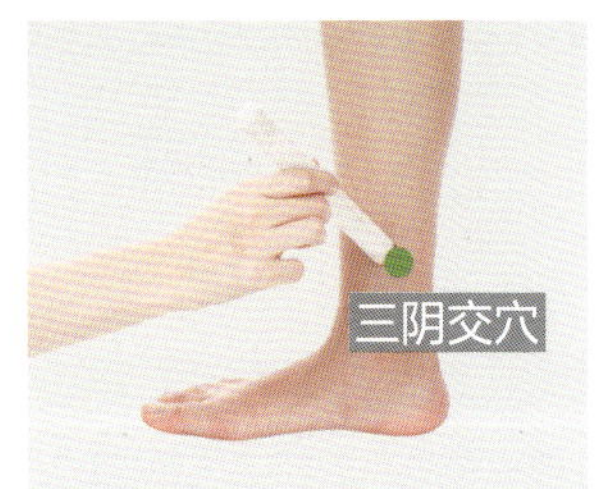

艾灸三阴交穴：将艾条悬于三阴交穴上方，使穴位处产生温热感，每次艾灸 15~20 分钟。

命门火衰型：命门穴

表现为阳事不举或举而不坚、精薄清冷、阴囊冷缩、腰膝酸软、头晕耳鸣、畏寒肢冷、精神萎靡。

- **定位：** 在腰部，第 2 腰椎棘突下凹陷中，后正中线上。
- **方剂：** 金匮肾气丸。
- **经验解析：** 命门穴是补肾壮阳的重要穴位之一，刺激此穴可激发督脉阳气，温煦肾阳，增强肾功能。中医临床常将其用于改善肾阳不足引起的腰膝酸软、畏寒肢冷、阳痿早泄等症状。

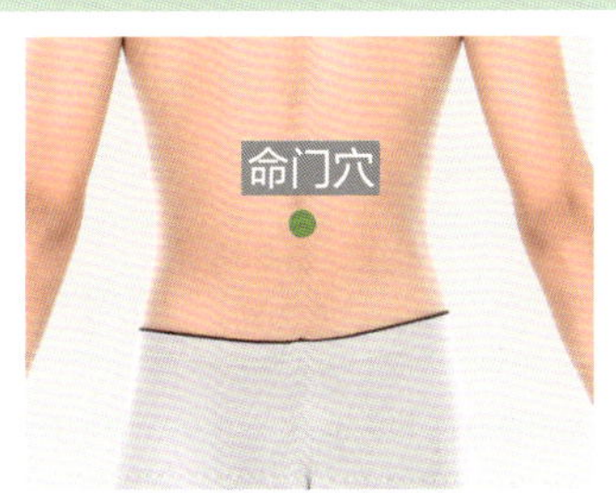

针刺命门穴： 向上斜刺命门穴，深度控制在 0.5~0.8 寸，刺入后轻微旋转针柄，以增强刺激效果，留针 15~30 分钟。

> 小贴士
>
> 通过锻炼加强下肢力量对改善轻度阳痿症状具有辅助作用。

- **随证配穴：**

关元穴：在下腹部，脐中下 3 寸，前正中线上。

气海穴：在下腹部，脐中下 1.5 寸，前正中线上。

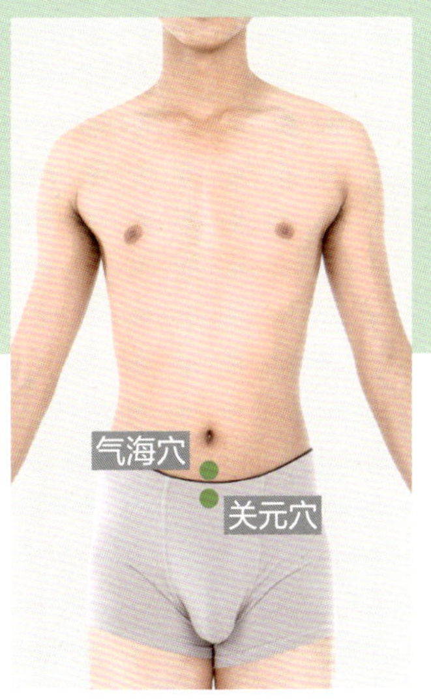

艾灸关元穴、气海穴： 将艾条悬于关元穴、气海穴上方，使穴位处产生温热感，每穴艾灸 15~20 分钟，每周 2~3 次。

遗精

遗精是指男子在性交以外的情况下精液自行泄出的现象。频繁遗精会给身体带来一定的伤害，导致精神萎靡、失眠多梦等，严重的可能导致性功能障碍、不育。

大赫穴

定位： 在下腹部，脐中下4寸，前正中线旁开0.5寸。

针刺： 直刺大赫穴1~1.5寸，小幅度捻转，留针20分钟，每天1次。

艾灸： 用艾条温和灸大赫穴5~10分钟。

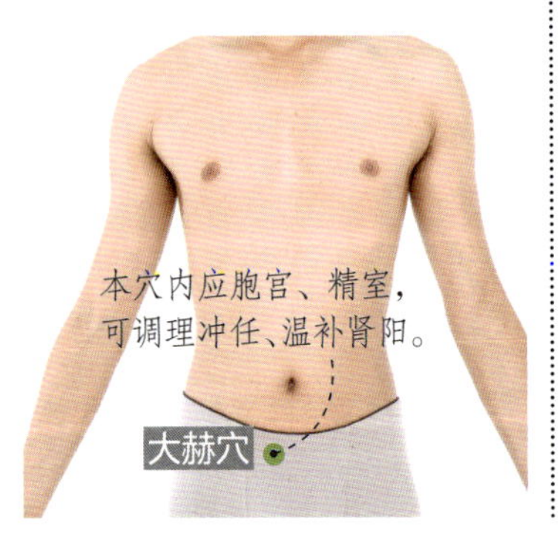

配穴：志室穴

定位： 在腰部，第2腰椎棘突下，后正中线旁开3寸。

针刺： 直刺志室穴0.5~0.8寸，局部有酸胀感，可向臀部放射，留针15分钟。

艾灸： 用艾条温和灸志室穴10~20分钟。

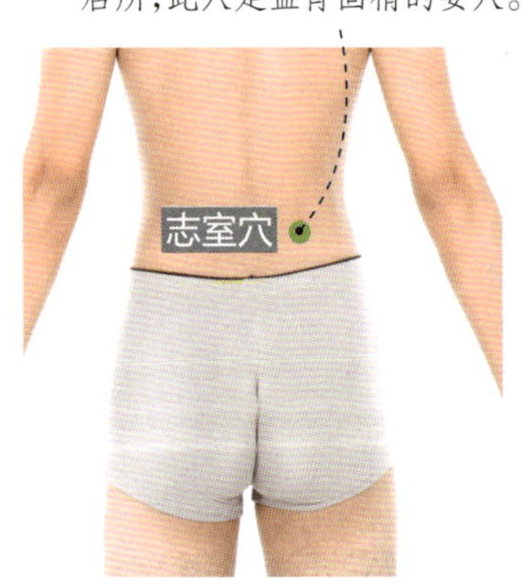

配穴：肾俞穴

定位： 在腰部，第2腰椎棘突下，后正中线旁开1.5寸。

针刺： 直刺肾俞穴0.5~1寸，局部有酸胀感，留针20分钟。

按摩： 用手指按揉肾俞穴，至穴位处出现酸胀感，且腰部微微发热。

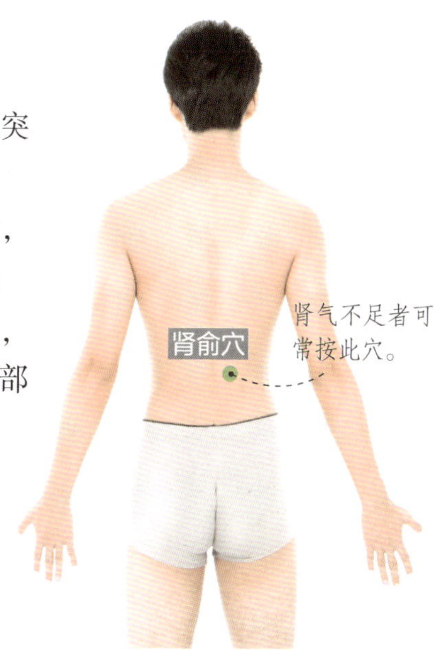

遗精的注意事项

1 避免过度清洁：不要使用刺激性强的清洗剂或过度用力清洗，以免损伤外生殖器皮肤；避免频繁使用香皂或沐浴露清洗龟头，以免破坏其自身的酸碱平衡。

2 做好心理调整：遗精是正常的生理现象，不要因此产生过度的焦虑、紧张或羞耻感，保持积极、健康的心态，正确认识自身的生理变化。

早泄

早泄指男子性交时阴茎插入阴道后 1 分钟内（原发性）或 3 分钟内（继发性）射精，且无法自主控制，引发显著心理困扰的性功能障碍。中医将早泄分为实证和虚证，认为其多由情志失调、外感湿热、房劳过度、久病耗损等所致。

气海穴

定位： 在下腹部，脐中下1.5寸，前正中线上。

经验解析： 气海穴被称为人体的“生气之海”。刺激气海穴能够调节人体气机，有温补肾阳、固摄下焦、脾肾双补的功效。

针刺： 直刺气海穴0.5~1.3寸，局部酸胀，留针20分钟。膀胱充盈时禁止直刺、深刺，应改为针尖向下斜刺0.3~0.5寸，以避免刺伤膀胱。

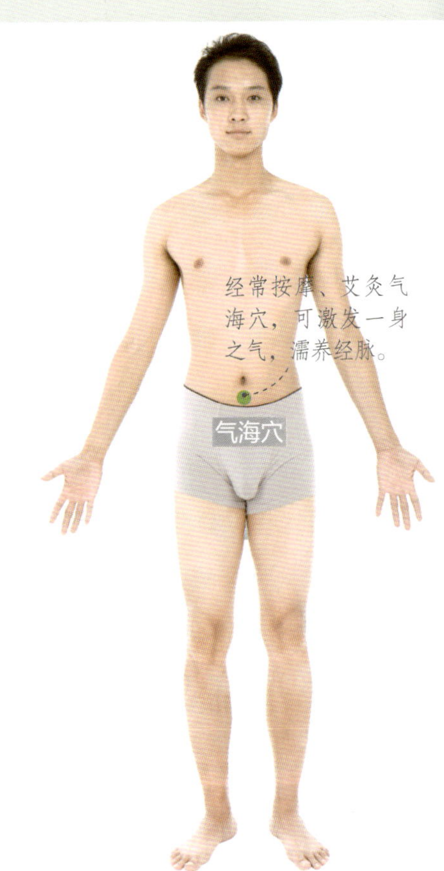

八髎穴

定位：在骶区，正对第1、第2、第3、第4骶后孔中，左右共8个穴位。

经验解析：八髎穴属足太阳膀胱经，内联任督二脉，外通肾俞，是调节下焦气血的枢纽，可发挥温煦肾阳、清利湿热的功效。

艾灸：使用艾条对八髎穴进行艾灸，每穴灸10~15分钟，注意保持适当的距离，以免烫伤。

配伍穴位：

关元穴

神阙穴

肾俞穴

三阴交穴

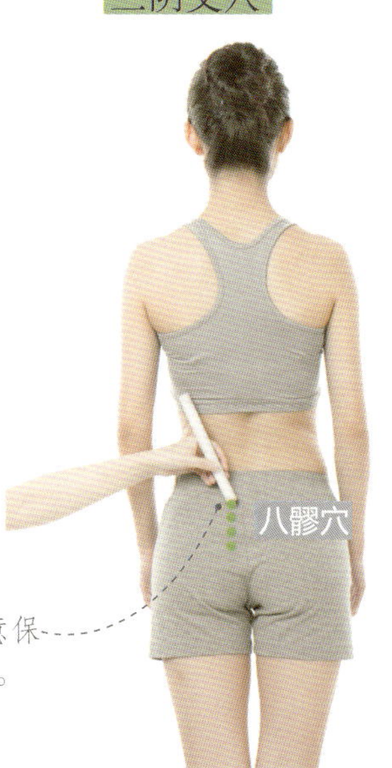

艾灸时要注意保暖，以免受凉。

小贴士

出现早泄、阳痿等性功能障碍时，应及时到正规医院进行诊断，以便对症治疗。切忌盲目购买壮阳药，滥用壮阳药非但不能改善症状，反而可能引起不良反应。

女性病症

月经不调

月经的周期或经量出现异常，称为月经不调，这是困扰女性的常见病。中医认为，女子为阴柔之体，以气血为先天，月经不调与气血不和有很大关系。月经的正常来潮有赖于脏腑功能的正常、气血的充足、冲任二脉的顺畅运行。

血海穴

定位： 在股前内侧，髌底内侧端上2寸，股内侧肌隆起处。

经验解析： 月经不调多与气血运行不畅或者血海空虚等有关。血海穴属于足太阴脾经，是治疗血证的要穴。

针刺： 直刺血海穴0.5~1.2寸，进针后通过提插捻转等手法行针，以产生酸、麻、胀等针感，留针20~30分钟。

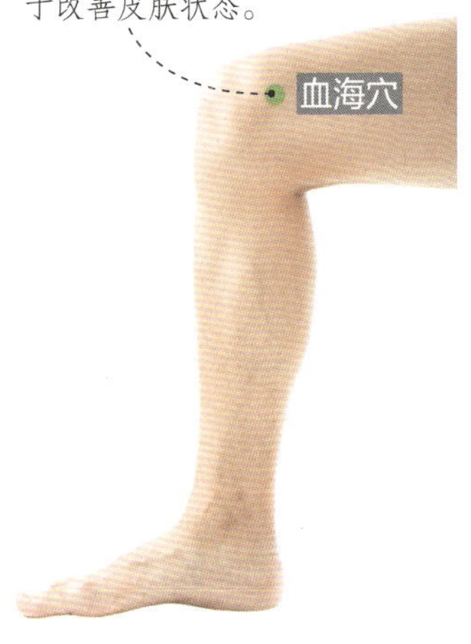

三阴交穴

定位： 在小腿内侧，内踝尖上3寸，胫骨内侧缘后际。

经验解析： 三阴交穴是脾经、肾经、肝经三条阴经的交会穴。脾统血、肝藏血、肾藏精，与女性的经期、经量等密切相关。针刺三阴交穴能够调节三阴经的气血，起到健脾统血、疏肝理气、补肾填精的作用。

针刺： 直刺三阴交穴0.5~1寸，进针后通过提插捻转等手法，以产生酸、麻、胀等针感，留针20~30分钟。

配伍穴位：

关元穴

中极穴

太冲穴

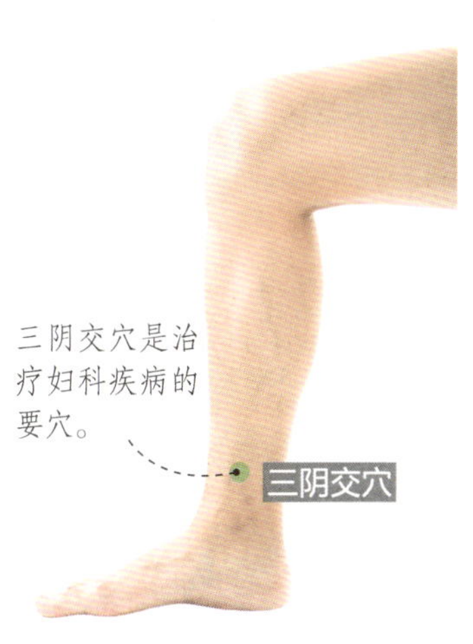

小贴士

过度节食、吸烟、酗酒及熬夜等不良生活习惯，都会导致身体各项机能下降，影响机体的平衡状态，从而引起内分泌失调，导致月经出现异常。

痛经

痛经是常见的妇科疾病之一，指行经前后或月经期出现下腹部疼痛、坠胀，伴有腰酸或其他不适的一种病症。痛经分为原发性和继发性两类，原发性痛经指生殖器官无器质性病变的痛经；继发性痛经指由盆腔器质性疾病，如子宫内膜异位症、子宫腺肌病等引起的痛经。

十七椎穴

定位： 在腰区，第5腰椎棘突下凹陷中。

经验解析： 督脉起于胞宫，十七椎穴虽为经外奇穴，但位居督脉循行的路线上，且位邻胞宫。刺激十七椎穴，可激发督脉阳气，调节胞宫气血，从而改善痛经。

艾灸： 将艾条点燃后置于十七椎穴上方，在距离皮肤2~3厘米处进行熏灸，以热感向深处、远处传导且不感到皮肤灼痛为宜。

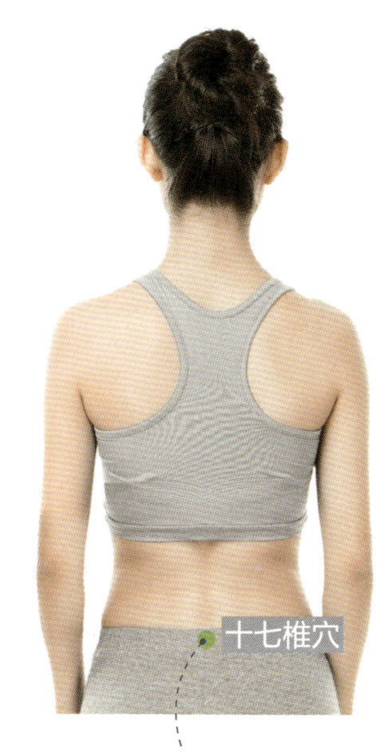

艾灸过程中要及时清理燃烧后的灰烬，避免烫伤。

地机穴

定位： 在小腿内侧，阴陵泉穴下3寸，胫骨内侧缘后际。

经验解析： 地机穴是足太阴脾经的郄穴，有和脾理血、调理胞宫的作用，作为郄穴，善治各种急性病及血症，是缓解痛经的经验穴之一。

针刺： 一般直刺地机穴 1~1.5 寸，进针后通过提插捻转等手法，产生酸、麻、胀、重等针感，并向小腹部传导，留针20分钟。

配伍穴位：

次髎穴

神阙穴

关元穴

中极穴

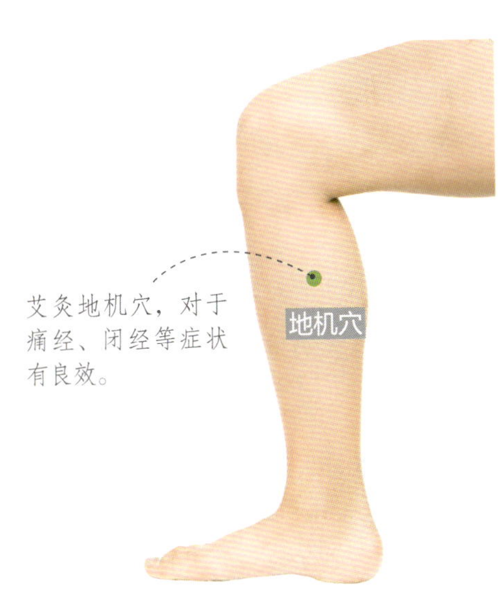

带下病

带下病是指白带量、色、质、气味发生异常，并伴有全身或局部症状的一种病症。主要发病原因为生殖系统的急慢性炎症，如阴道炎、宫颈炎等。带下过多的病机主要有脾虚、肾阳虚、阴虚夹湿、湿热下注及湿毒蕴结等。

带脉穴

定位： 在侧腹部，第11 肋骨游离端下方垂线与脐水平线的交点上。

针刺： 斜刺或直刺带脉穴0.7~1.2寸，进针后通过适当的提插捻转，以产生酸、麻、胀等针感，留针20分钟。

艾灸： 将点燃的艾条对准带脉穴，距离皮肤2~3厘米，以穴位处感觉温热而不灼痛为宜，每次艾灸10~15分钟。

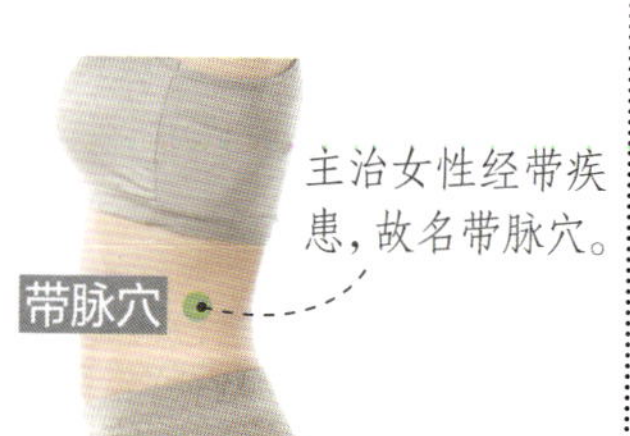

主治女性经带疾患，故名带脉穴。

配穴：足三里穴

定位： 在小腿外侧，犊鼻穴下3寸，犊鼻穴与解溪穴的连线上。

针刺： 直刺足三里穴0.6~1.3寸，进针后，通过提插捻转等手法，使患者产生针感，留针20~30分钟。

按摩： 用双手拇指指腹按压足三里穴，每次按压持续3~5分钟。

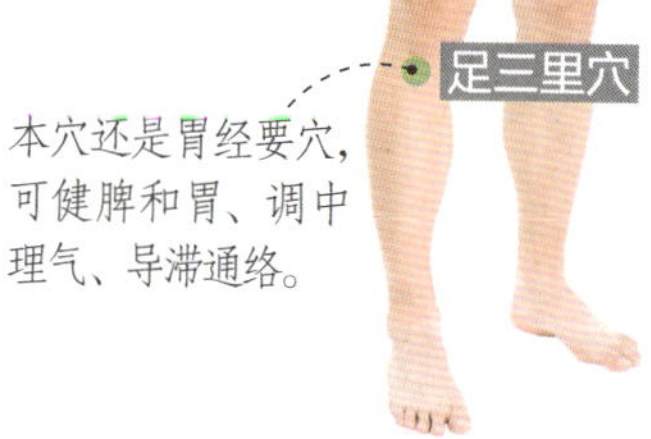

本穴还是胃经要穴，可健脾和胃、调中理气、导滞通络。

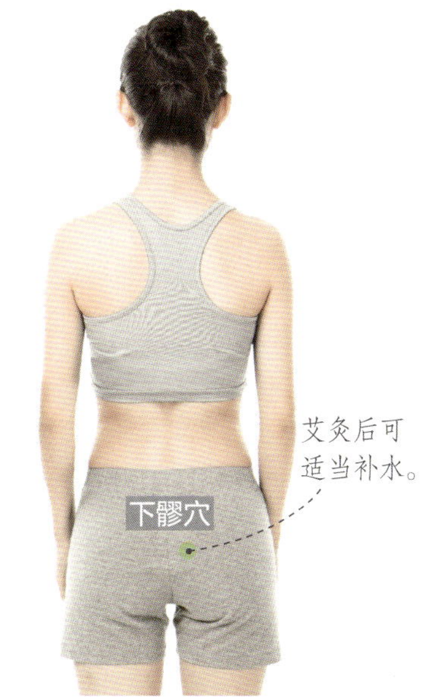

配穴：下髎穴

定位： 在骶区，正对第4骶后孔中。

针刺： 直刺下髎穴1~1.5寸，提插捻转得气后，留针20~30分钟。

艾灸： 将点燃的艾条对准下髎穴，距离皮肤2~3厘米，使穴位处有温热感而无灼痛感，灸10~15分钟。

带下病的养护

1 保持外阴清洁：每天用温水清洗外阴，建议使用清水，避免使用刺激性强的肥皂或清洗剂，以免破坏阴道的酸碱平衡，导致菌群失调。

2 注意性生活卫生：女性在性生活后，要及时排尿，这样可以冲洗尿道，减少细菌感染的机会。此外，还要注意性生活的频率，避免过度性生活导致身体疲劳和生殖系统的损伤。

急性乳腺炎

急性乳腺炎是乳腺的急性化脓性感染，是乳腺管内和周围结缔组织炎症，多发于哺乳期女性（尤其是初产妇）。主要症状为发热寒战，乳房红肿、疼痛、发热，局部有肿块。

少泽穴

定位：在手指，小指末节尺侧，指甲根角侧上方0.1寸。

针刺：直刺少泽穴0.1~0.2寸，留针15分钟，或用三棱针点刺出血。

按摩：用一只手的拇指和食指握住少泽穴的两侧，再用指甲去掐按，掐一下，松一下，重复掐按动作2分钟。

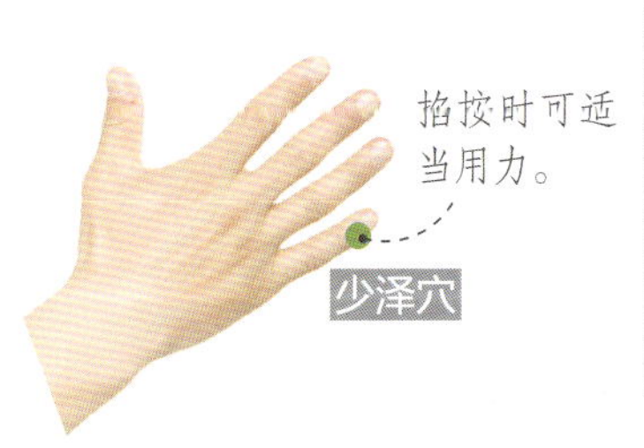

配穴：乳根穴

定位：在前胸部，第5肋间隙，前正中线旁开4寸。

针刺：斜刺乳根穴0.5~0.8寸，进针后，施以提插捻转手法，使患者产生针感，并向乳房周围扩散，留针20~30分钟。

按摩：双手拇指指腹置于乳根穴上，轻揉按压，每天1~2次，每次3~5分钟。

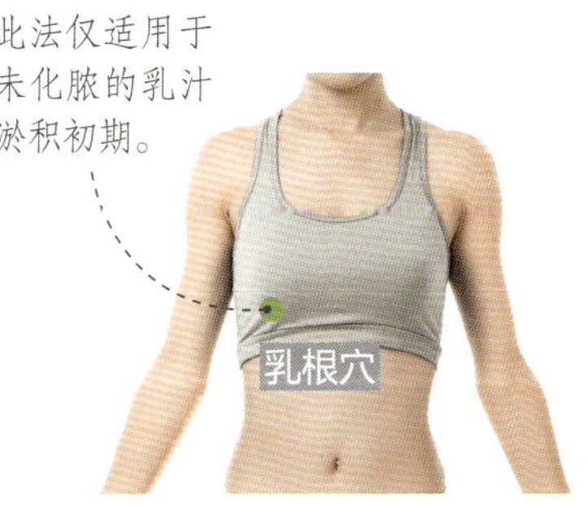

配穴：膻中穴

定位： 在前胸部，横平第4肋间隙，前正中线上。

针刺： 平刺膻中穴0.3~0.5寸，进针后施以提插捻转等手法，使患者产生酸、麻、胀等针感，留针20~30分钟。

按摩： 以穴位为中心做小幅度的环状按揉，力度适中，以穴位产生酸胀感为宜，每次按摩3~5分钟。

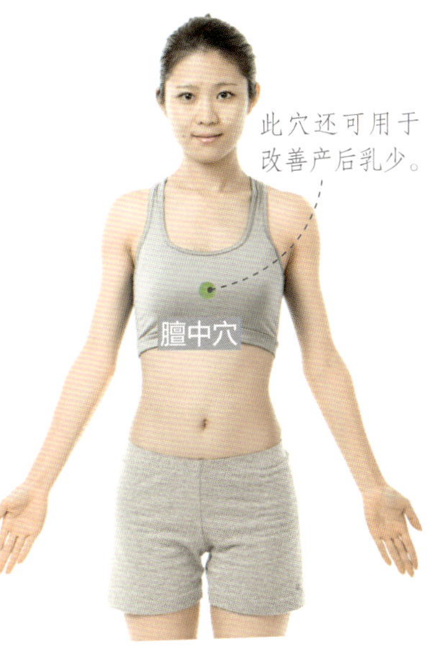

急性乳腺炎的养护

1 排空乳房：急性乳腺炎发作后要及时排空乳房，可使用吸奶器或者采用专业手法排乳，但是需有经验者或者医护人员帮助。

2 冷敷：冷敷可以减少局部血流和乳汁产生。在乳管不通畅的情况下不建议热敷，因为热敷会增加炎症部位血供，促使乳汁分泌增多，从而加重乳腺炎症状。

3 注重预防：注意乳房是否出现硬块、疼痛或者红肿，及时调整喂奶频率。

小儿病症

小儿疳积

疳积是指小儿脾胃虚弱，运化失常，以致干枯羸瘦的疾患。孩子患上疳积大多是由营养失衡造成的。若孩子总饮食不合理，会加重其脾胃负担，伤害脾胃功能，耗伤气血津液，导致食物滞积中焦，继而出现面色无华、毛发干枯、精神萎靡、易烦躁、饮食异常、大便不调等症状。

四缝穴

定位： 在手指，第2~5指掌面的近侧指间关节横纹的中央，一手4穴。

经验解析： 四缝穴与脾胃功能密切相关，刺激此穴可以疏通经络，调和脾胃，帮助食物的消化吸收，从而改善小儿疳积引起的食欲不振、腹胀、腹痛等症状。

针刺： 用三棱针或粗毫针针刺四缝穴0.1~0.2寸，刺后用手挤出黄白色黏液，每3~7天刺1次，直到针刺后不再有黄白色黏液挤出为止。

配伍穴位：

脾俞穴

足三里穴

中脘穴

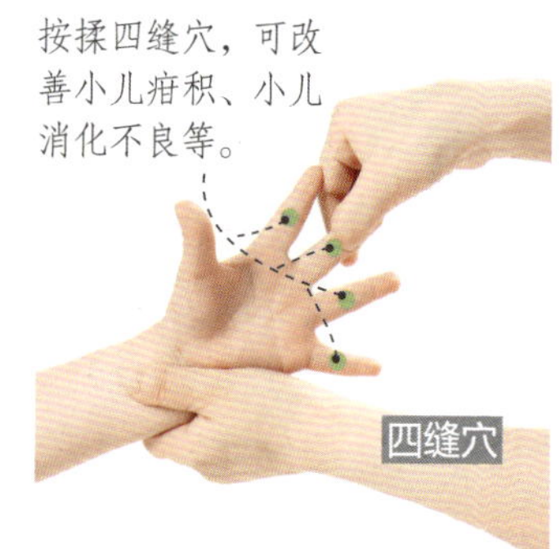

温馨提示：本书中小儿疾病的穴位刺激方法需要谨慎选择，年龄较小的孩子应由专业医生进行针刺、艾灸。

小儿腹泻

腹泻主要以大便次数增多、粪质稀薄或如水样为特征，还可能伴有呕吐、腹痛、发热、脱水等情况。小儿脾胃虚弱，外感风寒，腹部着凉，饮食生冷、不洁或者饥饱无度等，都可能导致小儿腹泻。

神阙穴

定位： 在上腹部，脐中央。

经验解析： 神阙穴能健运脾胃，提高胃肠道的消化和吸收功能，改善恶心、腹痛、腹泻的症状。艾灸此穴还可温中止泻，尤其适合辅助治疗感受风寒或饮食生冷造成的腹泻。

艾灸： 将点燃的艾条对准神阙穴，距离以患儿感觉舒适为度，悬灸5~10分钟，每天2次，症状缓解后每天或隔天1次。

配伍穴位：

中脘穴

天枢穴

足三里穴

曲池穴

艾灸神阙穴能够温中补虚、温阳健脾。

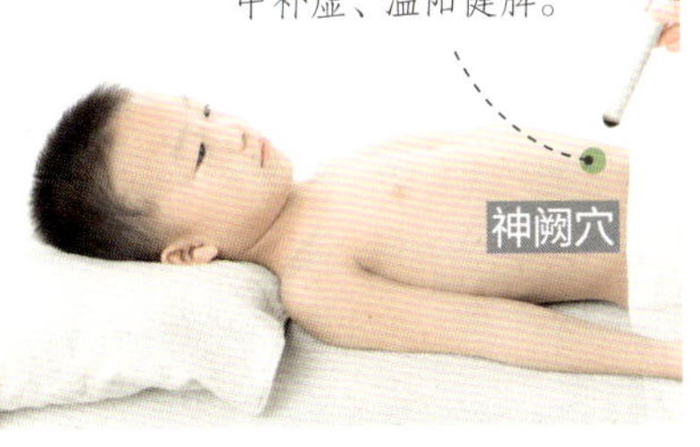

小儿遗尿

遗尿又称尿床、夜尿，是指5岁以上的小儿，每周2次以上且连续3个月以上，在睡眠中不能控制小便而自行排出的一种病症。轻者可能数夜遗尿1次，重者则每夜遗尿1次或数次。中医认为，遗尿的发病机制虽然主要在于膀胱失于约束，但同时与肺、脾、肾功能失调，以及三焦气化失司也有一定关系。

关元穴

定位： 在下腹部，脐中下3寸，前正中线上。

经验解析： 关元穴是人体元气汇聚之处，具有培元固本、补益下焦的功效。刺激关元穴可以增强膀胱的气化功能，有助于改善夜尿频繁等症状。

艾灸： 点燃艾条，对准关元穴，距离以患儿感觉舒适为度，施以温和回旋灸，以局部温热无灼痛为度。

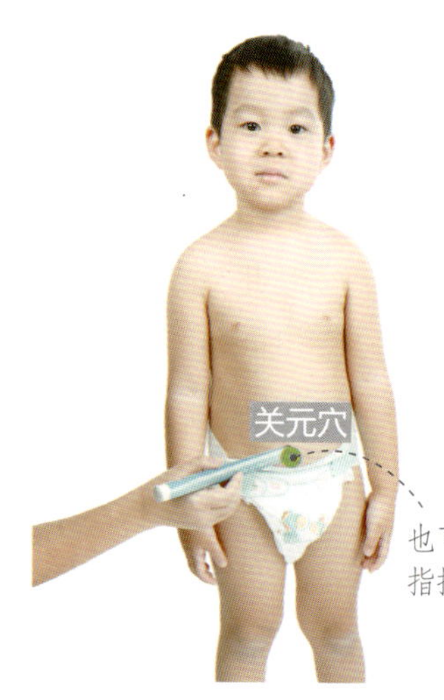

箕门穴

定位： 在股内侧，髌底内侧端与冲门穴的连线上1/3与下2/3的交点，长收肌和缝匠肌交角的动脉搏动处。

经验解析： 《针灸大成》中记载箕门穴："主淋小便不通，遗溺，鼠鼷肿痛。"箕门穴对调理小便有双重作用，也就是说，既对小便不利有效，也对遗尿有效。

艾灸： 点燃艾条，对准箕门穴，距离以患儿感觉舒适为度，施以温和回旋灸，以皮肤微红为度，灸3~5分钟。

配伍穴位：

肾俞穴

八髎穴

气海穴

此穴还可辅助治疗小便不利。

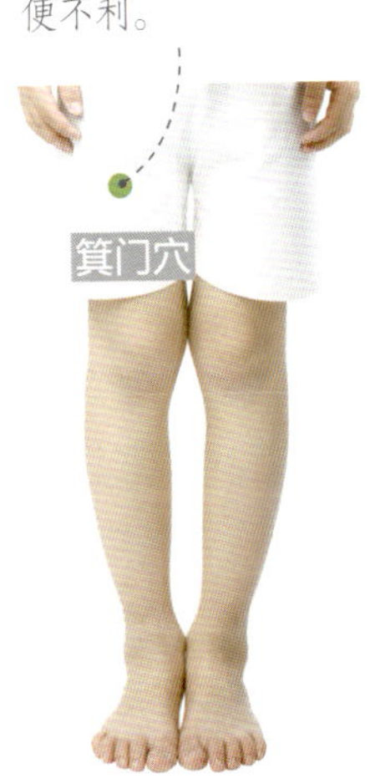

小贴士

家长可帮助孩子养成良好的作息习惯，以保证充足的睡眠时间和良好的睡眠质量。建议孩子白天适当多饮水，睡前2~3小时限制液体摄入。避免饮用寒凉、高糖、含茶碱的饮料。

小儿咳嗽

咳嗽是某些疾病的症状之一，常见于呼吸道感染性疾病，也可见于非呼吸道感染性疾病和全身性疾病。小儿呼吸道血管丰富，气管、支气管黏膜较嫩，容易发生炎症反应，咳嗽是此类炎症的主要症状，一年四季都可发生，以冬、春季节为多见。

鱼际穴

定位： 在手掌，第1掌骨桡侧中点赤白肉际处。

经验解析： 鱼际穴为手太阴肺经荥穴，荥主身热，且五行属火，泻之可清肺热，缓解肺气上逆所致的咳嗽。

针刺： 直刺鱼际穴0.3~0.5寸，使局部有酸胀感，留针5~15分钟。

配伍穴位：

丰隆穴

天突穴

列缺穴

合谷穴

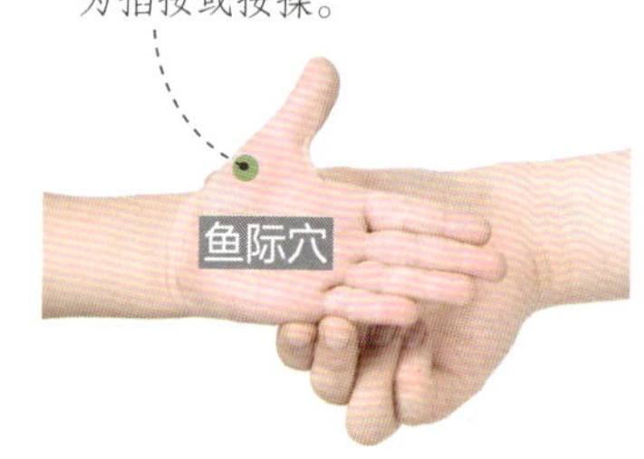